护理安全管理案例解析

主 编 金慧玉 马 慧

科学出版社
北京

内 容 简 介

护理不良事件是指由于医疗护理行为造成患者死亡、住院时间延长，或离院时仍带有某种程度失能的事件，是反映护理质量的重要指标。本书通过对临床高发和典型护理不良事件进行原因分析，提出解决方案，梳理相关制度、流程及操作技术规范，帮助临床护士深入了解不良事件的发生原因，熟悉相关护理制度、流程、理论知识与操作技术，以提高护士风险防范意识和临床实践能力，培养良好的综合素质，减少护理差错事故的发生。

本书可供临床护士和在校护生使用。

图书在版编目（CIP）数据

护理安全管理案例解析/金慧玉，马慧主编. --北京:科学出版社，2020.6
ISBN 978-7-03-064237-0

Ⅰ. ①护⋯ Ⅱ. ①金⋯ ②马⋯ Ⅲ. ①护理学 – 安全管理 – 案例
Ⅳ. ①R472

中国版本图书馆 CIP 数据核字（2020）第 017689 号

责任编辑：李 玫/责任校对：张 娟

责任印制：李 彤/封面设计：耕者设计

科 学 出 版 社 出版
北京东黄城根北街 16 号
邮政编码：100717
http://www.sciencep.com
北京九州迅驰传媒文化有限公司 印刷
科学出版社发行 各地新华书店经销

*

2020 年 6 月第 一 版 开本：720×1000 1/16
2024 年 1 月第五次印刷 印张：12 1/2
字数：240 000

定价：68.00 元

（如有印装质量问题，我社负责调换）

编著者名单

主　编　金慧玉　马　慧

副主编　支　晨　蔡伟萍　苏　宁

编著者　（按姓氏笔画排序）

门倩倩　马　慧　王　蒨　王振华

王慧英　支　晨　史　巍　朱　荔

朱宗红　伍　琳　任丽娜　刘荣荣

苏　宁　肖　霞　吴　妮　沈晶婧

张爱丽　金慧玉　惠秀丽　蔡伟萍

前　言

　　患者安全是医疗服务永恒的主题，其责任重大，涉及面广，情况复杂，是一个全球性的问题，世界各国从 20 世纪 90 年代末期开始致力于推动患者安全的发展。美国哈佛大学研究发现，4%的住院患者曾遭受不良事件的伤害，70%的不良事件导致患者暂时性失能，14%的不良事件导致患者死亡；英国住院患者每年发生的不良事件高达 85 万例，由此产生的费用达 20 亿英镑；澳大利亚住院患者不良事件发生率高达 16.6%；新西兰达 10%。目前我国尚缺乏患者安全大数据分析报道，但形势不容乐观，据学者推算，我国可能发生的不良事件至少 805 万例/年，若其中 40%可预防，每年可避免 322 万例。可见患者安全管理已成为医疗体系中的首要问题。

　　不良事件是指患者在医疗机构、医疗活动及医院运行过程中，任何可能影响患者诊疗结果、增加患者痛苦和负担并可能引发医疗纠纷或医疗事故，以及影响医疗工作正常运行和医务人员人身安全的因素和事件，其中护理不良事件占比高达 40%。近年来，随着患者安全相关教育的普及及深入，医务人员对不良事件的认识不断提高，不良事件管理更加科学，上报、预警和实施策略不断完善。

　　本书力求理论与临床紧密结合，对临床上常见的 41 例典型护理不良事件进行总结分析，分析风险原因，提出处理对策及防范策略，不仅具有较好的启示作用，还能帮助读者提高风险防范意识和能力，对保障患者和医务人员的安全，减少不良事件的发生具有重要意义。

　　在本书的编写中，参考了近期国内外与不良事件相关的论文和专著，谨此致谢。由于编者专业和学术水平有限，不足和疏漏之处敬请读者批评指正。

金慧玉　护理部主任

中国人民解放军总医院第六医学中心

2020 年 1 月

目 录

第 1 章

跌倒/坠床不良事件

第一节 执意下床导致跌倒

【案例】

患者谢某，男性，84岁，肠梗阻，既往有高血压、糖尿病、骨质疏松病史，于7月21日入院治疗。一级护理，禁食、水，持续多功能心电监护仪监护，留置胃管，住院患者跌倒风险评估评分为12分，风险等级为高风险。床头悬挂防跌倒警示牌，家属24小时陪护并签署"跌倒/坠床风险防范知情告知同意书"。7月23日07:30护士做晨间护理时，患者执意要求下床，在护士及家属协助下患者坐于床旁椅上，期间患者向后倚靠时不慎滑落跌倒。护士立即查看患者情况并报告医生，经检查未造成不良后果。

【解析】

（一）原因分析

1. 患者及其家属因素

（1）年龄因素：老年人是跌倒高危人群，随着年龄的增长，生理功能减退，反应能力降低，行动迟缓，容易发生跌倒。有相关文献报道，患者年龄越大，发生跌倒的可能性就越大。

（2）疾病因素：患者患有肠梗阻，禁食后身体虚弱，既往有高血压和骨质疏松病史，均是可能导致跌倒的危险因素。

（3）药物因素：药物治疗对相关疾病引发的跌倒影响具有双重性。药物使用适当可有效控制原发病，减少跌倒的发生；而非适应证用药、剂量不足或过量及药物副作用均可能导致跌倒。患者长期服用降压药、降糖药，多种药物混合应用等都可能影响患者的精神状态、平衡功能、血糖、血压，导致跌倒。

（4）认知因素：高龄患者对自身能力估计过高，患者和其家属对跌倒的防范意识低、危险性认识不足。

2. **护士因素** 安全教育能力不足，不能对跌倒高危患者进行全面的、有针对性的指导，防跌倒宣教不能引起患者重视，使患者对跌倒危险性的认识、相关预防知识掌握不足，导致其遵医行为较低，安全措施落实不到位。

3. **管理因素**

（1）人员编配不合理：晨间患者活动增加，是跌倒发生的高危时段，而护理人员配备不足、晨间护理工作繁忙等容易造成护士对患者照护不周，需发挥和强化陪护人员看护责任和行为。

（2）评判能力：护理人员对跌倒潜在风险的预判能力不足，应加强护理人员跌倒预防相关知识培训。

（3）病室环境：设备、设施的安全性能良好是保障患者安全的重要因素，建立和执行常规巡检制度是遏制不良事件发生的关键。

（二）改进方案

1. **加强患者安全管理**

（1）提升患者对跌倒预防宣传的依从性：健康宣教是降低跌倒发生的有效途径。提高患者及其家属预防跌倒的风险意识，明确跌倒的危害及不良后果，让患者掌握跌倒的防范要点，从而减少跌倒的发生。由于受文化程度和理解能力等个体差异的影响，护理人员对跌倒高危患者要有针对性地进行宣教，可采用多种形式，如口头宣教、文字宣传册、图片、视频等，对认知能力差的患者可进行反复多次的强化指导。

（2）提高患者自我评估能力：由于部分患者存在自我认识欠缺及自尊心强等特点，护理人员在患者入院宣教中应特别注重安全引导，强化安全的重要性及注意事项，特别是对存在跌倒高危风险的患者，强调跌倒的危险性，引起患者重视。对情绪不稳、焦虑、抑郁的患者要实时给予心理疏导，协助家庭给予社会支持，转移其注意力，以降低跌倒的风险。

（3）陪护人员安全教育指导：强化陪护人员安全隐患防范意识，充分了解患者的需求，将护理安全指导贯穿于整个陪护工作中。

2. **加强医护人员安全教育**

（1）加强医护人员培训：应定期对医护人员进行跌倒预防安全知识培训，采取多种形式的临床考核和模拟训练，将知识应用于临床工作中，提高全员跌倒预防能力和安全意识，以减少跌倒等不良事件。

（2）密切医护协同合作：加强医生在跌倒预防中的作用，与护士一起对患者进行防跌倒宣教，提升宣教效果。

（3）提高患者和家属参与度：护士与患者及其家属共同分析存在的风险，提出具有针对性的防范措施，教会患者及其家属跌倒预防知识和技巧，将跌倒预防措施落实在点滴。

3. 增强护理工作预见性

（1）规范跌倒风险评估：患者入院 24 小时内必须进行跌倒风险评估，规范住院患者跌倒风险评估标准，根据患者跌倒风险等级定期进行评估，进行持续督导。认真筛查高风险跌倒患者，对其相关高危因素进行针对性护理干预。

（2）持续进行跌倒预防健康教育：针对患者年龄、教育程度等特点，用易于接受的语言将健康教育贯穿于患者诊疗的全过程；增加目视化健康教育，床头增加"跌倒警示标识"（彩图 1），病房张贴"预防跌倒十知道图解"（彩图 2），走廊增设"跌倒预防'十知道'"宣传画和播放预防跌倒健康教育视频。

预防跌倒"十知道"

①请您在活动时尽量保证有人陪伴。

②当您感到头晕、不适时请卧床休息，并及时呼叫医护人员。

③当您需要协助时，请及时呼叫陪护和医护人员。

④发现地面有水渍，请及时告诉工作人员，并避免在有水渍处行走，以防不慎跌倒。

⑤请您尽量将物品收于柜内，保持通道宽敞，避免您和他人绊倒。

⑥告知儿童患者及家属，勿让患儿站在床上或凳子等高处，以避免跌落。

⑦请您穿防滑、大小合适的鞋子及衣物，避免裤腿过长。

⑧当您在改变体位（如起床、站立、坐起或行走中）时出现头晕，应立即扶物倚靠或蹲下，以防跌倒并及时呼叫。

⑨当您有腹泻、尿频，或者灌肠、拔除尿管后需要便器时，请及时呼叫医护人员。

⑩服用降压药物改变体位时应遵循"三部曲"，即平躺 30 秒、坐起 30 秒、站立 30 秒后再行走，避免突然改变体位；应在床上服用镇静催眠药，服药后卧床休息；服用利尿药后尽量在陪护帮助下使用尿壶，避免频繁如厕。

4. 完善组织管理

（1）建立跌倒回访制度：对于上报的跌倒不良事件 24 小时内进行回访，进行根本原因调查分析，并进行现场指导。

（2）科学安排人力资源：住院患者作息时间有一定的规律性，护理管理者应加强跌倒高峰时段护理人力安排，重点督导高危时段、高危患者的护理巡视工作，以减少住院患者跌倒的发生率。

（3）增强环境安全管理：建议科室使用防跌倒设备和修建相关设施，如使用床旁椅、防滑垫等；密切与保洁部沟通，讲解防跌倒的重要性，确保清洁人员在地面出现湿滑时及时摆放防跌倒标识，尽快清洁。

（4）建立安全文化：通过规范跌倒风险评估时机和方式，明确跌倒预防巡查标准，进行跌倒预防相关培训，提升护士跌倒预防健康教育能力和工作预见性，形成标准化作业流程，从而建立安全文化。

【延伸知识】

（一）跌倒/坠床风险防范知情告知同意书

跌到/坠床风险防范知情告知同意书见表 1-1。

表 1-1 跌倒/坠床风险防范知情告知同意书

科室：　　　　　姓名：　　　　　性别：　　　　　年龄：　　　　　病历号：

跌倒/坠床潜在风险和对策

医护人员告知我因疾病、年龄、药物等综合因素可能存在发生跌倒/坠床的风险，为防范此类事件的发生，医生对我及家属进行了防范知识的健康宣教。

1. 我理解自身存在的风险，以及风险发生可能带来的不良后果。

2. 我理解在以下方面要配合医护人员做好个人防护

（1）活动时保证有人陪护，卧床时拉起床挡、下地时放下床挡，勿翻越床挡。

（2）如感头晕、不适时，要卧床休息，并及时呼叫医护人员。

（3）需要协助时，会及时呼叫陪护或医护人员。

（4）当发现地面有水渍，会及时告诉工作人员，以防在有水渍处不慎跌倒。

（5）尽量将物品收于柜内，保持通道宽敞。

（6）穿防滑、大小合适的鞋子及衣物（不穿高跟鞋），避免裤腿过长。

（7）使用轮椅或平车时保证有人协助（护士已告知轮椅或平车的正确使用方法）。

（8）在改变体位（如起床、站立、坐起或行走中）时出现头晕，要立即扶物倚靠或蹲下，以防跌倒并及时呼叫。

（9）有腹泻、尿频，或者灌肠、拔除尿管后需要便器时，及时呼叫医护人员。

（10）改变体位时要缓慢，应遵循"三部曲"：平躺 30 秒、坐起 30 秒、站立 30 秒后再行走，避免突然改变体位；应在床上服用镇静催眠药、降压药等，服药后卧床休息；服用利尿药后尽量在陪护帮助下使用尿壶，避免频繁如厕，如厕时有人陪护。

（11）告知儿童患者及其家属，勿让患儿站在床上或凳子等高处，避免跌落。

（12）除上述情况外，尚有可能发生的其他情况或者需要提醒患者及其家属特别注意的事项，如：

患者知情同意

我的医生已经告知我可能发生的风险、可能存在的不良后果，并且解答了我关于此次宣教的相关问题。

我同意在风险防范中所采取的措施。

我理解风险的防范需要医护、本人、家属、陪护的共同配合。

患者签名　　　　　　　　　　　　　　　　　　　　　　　　陪护签名

签名日期　　　　　　　　　　　　　　　　　　　　　　　　签名日期

患者授权亲属签名　　　　　　　　　　　　　　　　　　　　与患者关系

签名日期

医护陈述

我已经告知患者可能发生的风险、可能存在的不良后果，并且解答了患者关于此次宣教的相关问题。

医生签名　　　　　　　　　　　　　　　　　　　　　　　　护士签名

签名日期　　　　　　　　　　　　　　　　　　　　　　　　签名日期

（二）住院患者跌倒风险评估表

住院患者跌倒风险评估表见表 1-2。

表 1-2　住院患者跌倒风险评估表

姓名：　　　　　年龄：　　　　　性别：　　　　　科室：　　　　　ID 号：

评估内容	分值	危险因素	评估时间				
年龄	1	年龄≥65 岁					
	2	年龄≥80 岁或 1～6 岁					
既往史	0	在过去 3 个月内无跌倒/坠床史					
	2	在过去 3 个月内有 1 次跌倒/坠床史					
	4	在过去 3 个月内有 2 次或 2 次以上跌倒/坠床史					
精神状态	0	清醒					
	2	嗜睡、意识模糊、昏睡、安全意识减弱					
	4	谵妄、躁动、定向力差					
疾病因素	0	步态/平衡正常					
	2	下肢虚弱无力、眩晕、步态不稳、直立性低血压					
	4	肢体残疾、功能障碍、身体平衡失调					
活动能力	0	活动正常					
	2	活动受限、需要协助或使用辅助步行器（拐杖、助步器）、长期卧床后开始下床活动					
	4	绝对卧床、无自制力、高估自己能力					
视觉功能	0	正常					
	2	视物不清、视野缺失、偏盲、听力下降（需大声交流）					
	4	失明、失聪					
特殊药物	涉及药物有麻醉药、精神类药物、镇静药、降血压药、利尿药、抗心律失常药物等						
	0	现在或过去的 7 天内未用以上药物					
	2	现在或过去的 7 天内用以上 1～2 种药物					
	4	现在或过去的 7 天内用以上 3～4 种药物					
陪护	0	遵医嘱有陪护，且陪护年龄<65 岁，身体健康					
	2	陪护人员年龄≥65 岁					
	4	医嘱有专人陪护，但无人陪护					
护理措施	1	使患者掌握防跌倒（坠床）注意事项和方法；下床、行走、移动及如厕时有人陪护，家属离开患者时要向护士报告					
	2	告知患儿及其家属，切勿站在床上或凳子等高处					
	3	患者行走时应穿防滑鞋，外出时不可穿拖鞋，裤脚长度不超过脚面					
	4	教会患者使用呼叫器，并将其放置在患者床头					
	5	向使用特殊药物的患者讲解药物的不良反应和注意事项					

续表

评估内容	分值	危险因素	评估时间			
护理措施	6	床旁加床挡并保证其固定良好，固定病床轮子				
	7	将患者常用物品放置于方便拿到的位置				
	8	对于腹泻、尿频，或者灌肠、拔除尿管后的患者，有家属协助排便/尿				
	9	教会患者"三步"起床法，每一步至少30秒				
	10	卧床超过一周，下床时确保有人陪护患者				
	11	将房间物品摆放整齐，尽量收于柜内，保持通道宽敞				
	12	地板光滑和刚拖过的湿地板要有醒目的标志				
	13	根据医嘱、征得患者家属同意并签署知情同意告知书后使用约束带				
风险等级：评分<6分为低风险 评分6～10分为中度风险 评分>10分为高风险			总分			
			评估人			

资料来源：中国人民解放军总医院第六医学中心。

评估时机：①入院（转科）交班；②手术后交班；③高风险因素变化时；④长期卧床第一次下床时。

（三）跌倒预防巡查项目表

跌倒预防巡查项目表见表 1-3。

表 1-3 跌倒预防巡查项目表

科室：　　　日期：　　　年　月　日

项目类别：跌倒指标质量控制巡查

项目	检查内容	检查结果		
		符合	不符合	不适用
指引与制度	科室有预防跌倒的相关指引和流程			
	科室有跌倒的上报流程与指引			
	对于跌倒，科室有不良事件的讨论与分析			
评估	有跌倒高危评估，并启用新跌倒护理评估单			
	科室对于高危跌倒患者评估的频次			
	对所有患者（新生儿除外）都进行跌倒评估			
	对于跌倒评估单中的内容："患者曾经跌倒"，这里的"曾经"是指离现在多久			
	评估患者步态的方法			
	评估后如何在护理记录上体现			
	对于存在高危跌倒风险的患者，您的科室在哪里体现并进行交班			

续表

项目	检查内容	检查结果		
		符合	不符合	不适用
防跌倒措施	从入院开始已经向患者或其家属进行预防跌倒宣教			
	对于依从性差的患者，签署跌倒告知书			
	床头悬挂警示标志牌			
	教导并确认能采用渐进式下床			
	教导并评估镇静催眠药使用后的影响			
	如厕时有防滑措施			
	确认床的高度（45～48cm）及床轮固定（或轮椅固定）			
	呼叫铃放于患者可及之处并教导其使用方法			
	地面干燥（浴厕干燥）			
	对意识不清、躁动者，保护性约束带的使用			
检查人签名：　　　　　　　科室负责人签名：		通过率：　　%		
备注：				

资料来源：张建荣，黄艳芳，2014. 护理安全不良事件管理. 广州：暨南大学出版社.

注：1.请依据实际情况与检查结果中描述，若此单位不需要或因其他不可抗拒的因素而无法执行该项检查项目，请勾选"不适用"。

2. 对个别项目执行情况需做详细说明时请在备注栏注明。

（四）预防跌倒工作指引

1. 患者跌倒的危险因素

（1）警觉、定向力、安全意识减弱。

（2）肌力减弱或缺损者。

（3）行动不便或步态不稳者（肌肉无力或软弱者）。

（4）使用助行器（如拐杖或助步器）。

（5）过去 3 个月内有跌倒史，或本次因跌倒住院。

（6）直立性低血压者。

（7）认知功能缺损者（如谵妄或失智症患者）。

（8）躁动患者。

（9）尿频、尿急患者。

（10）相关高危药物使用者（如抗精神病药物、利尿药、强心药、抗心律失常药物）。

（11）环境因素（如灯光太暗、地毯脱线、地砖脱落）。

（12）抑郁症患者。

（13）年龄在 65 岁以上患者。

（14）既往有下列疾病：高血压、眩晕、帕金森病、肢体残疾、哮喘、骨折、贫血、梦游等。

2. **建议做法** 根据患者跌倒危险因素,制订预防跌倒的护理计划。计划制订过程应重视患者及其家属的意见,并应积极采取措施,评估及处理患者潜在发生跌倒的危险因素,将"降低患者跌倒事件发生率"纳入安全护理质量管理目标中。

(1)护理人员评估患者时,与患者及其家属一起讨论,并根据评估结果采取措施,评估及处理患者潜在发生跌倒的危险因素,让患者及其家属知晓跌倒危险因素及照护措施,悬挂警示标识牌,以提醒患者、家属及工作人员,并请邻床患者及陪护协助共同关注。

(2)对新入院患者进行详细的环境介绍,特别是与跌倒防范有关的设施,如床头呼叫铃、床旁护栏等,解说示范使用方法,并让患者实际操作演练,加深印象。

3. **执行预防跌倒的措施**

(1)基本要求

1)规范跌倒评估、预防、应急处置、上报流程并进行持续培训。

2)加强医护人员、患者及其家属对于跌倒的重视,清除"跌倒太普遍,无法预防"的错误观念,针对每一位患者的跌倒危险特点进行评估,主动积极防护。

3)对于自尊心强、依从性差的患者,联合医生一同对患者及其家属进行宣教。说明患者病情与引发跌倒的相关性,如患者有直立性低血压情况时,须有人协助以防跌倒;责任护士指导患者变换体位及上下床的技巧;患者使用呼叫铃,护理人员应随时协助,强化患者及其家属对跌倒的预防意识,达成预防跌倒的共识。

4)积极针对患者特点实施宣教,跌倒风险评估后告知可能导致跌倒的危险性因素,如目前使用中的药品可能增加跌倒的风险及须特别注意的事项,特别是第一次使用易导致跌倒的药品或调整此类药品的剂量时,应提醒患者注意药品副作用及相互作用的发生;患者使用多种药物、面对陌生的医院环境、作息规律变化、卧床后血压与平衡能力可能下降等都会导致跌倒风险增加,应加强患者及其家属的共识,进而携手采取一致行动预防跌倒。

5)指导患者及其家属进行平衡运动,内容包括大范围关节运动、腿部交叉运动、拉筋运动、侧身、坐立及站立运动。增加患者肌肉耐力及平衡感,减少跌倒的发生。采用渐进性的方式,开始每天进行5~10分钟,之后每周增加5分钟,可持续运动30分钟。此外,针对患者实际能力提供辅具,可达到增进行走平衡及安全的目的。

(2)具体预防措施

1)入院时向患者及其家属介绍病室环境及安全设施,明确当面告知患者及其家属"如果有任何需要,请随时呼叫护士协助"。

2)指导并确保患者及其家属正确使用医院的器材设备(如床头铃、床旁桌、轮椅等)。

3）将有跌倒风险患者安置在离护士站近的病房，悬挂防跌倒警示标识，并列入交班内容。

4）准确评估、记录、追踪与交班跌倒高危患者。

5）随时评估是否需要药物镇静或使用物理性约束，评估患者现用药物的效果及副作用。

6）若患者行动不便，必须将病床调低，卧床时必须有床旁护栏。病床的高度要适当，床垫至地板高度为 45～48cm。

7）定期检查且随时注意患者用物设备（如床旁护栏、便盆椅）的完整性与安全性。

8）减少患者医疗需求的延迟，克服人力不足，满足患者的需求。

9）协助如厕或定时给予便盆或小便壶，将患者需要的物品（如水杯和尿壶等）放置妥当，助行器摆放在患者容易取到的位置。

10）有足够的照明，厕所及行人通道必须灯光明亮；楼梯要有扶手，并有方便的照明开关。浴室、洗手间、厕座应有稳定的扶手方便进出。

11）保持地面清洁干燥，特别是床边；洗手盆周围铺防滑垫，如地面湿滑时，应有适当标识。

12）对步态不稳的患者，应穿软底、防滑鞋，由陪护人员协助步行。给予患者合身衣物，以免绊倒。指导患者采取坐位穿脱袜子、鞋、裤。

13）患者长期卧床或术后首次下床前评估其有无直立性低血压，采取渐进式下床，并有专人在旁守护。

14）使用平车外出检查时，患者应加安全带及安上床栏；步态不稳患者外出检查时必须有护送人员陪同。

15）坐轮椅时系上安全带，必要时经患者或其家属同意使用约束带。

4. 患者及其家属可行的措施

（1）仔细聆听住院说明及注意事项，如有疑虑立即问清楚。

（2）对病房设施做整体了解，确认会正确使用相关设施。

（3）对病房环境及治疗程序注意安全性评估，家属应向医院反映照明不良或角落湿滑等易跌倒问题，并督促医院改善。

（4）行动不便、肢体无力的患者移动位置时家属应予以协助。

（5）需使用辅助器或轮椅的患者，家属不要私自训练其独立行走，应征得医护人员的同意，在家属的扶持下或辅助设施的协助下进行渐进式训练，依序站立和行走。

（6）使用药物时应请教医护人员有无副作用，特别是用药后是否会头晕、影响肌力，以及药效作用时间，如有以上状况，家属应加强关注，提醒患者不要私自下床，可于服药前先如厕，服药后 1 小时应卧床休息。

5. 对骨折高危险患者跌倒的预防

（1）骨折高危险患者包括老年人、长期卧床者、肢体瘫痪行动不便者、使用类固醇药物者、重度骨质疏松者等。

（2）增强工作人员（包括护理人员、陪护人员、放射科及康复科工作人员）对骨折高危险患者的关注，提高患者家属日常生活照顾的技能。

（3）陪护人员照顾骨折高危险患者或医疗人员为患者做检查时，均应注意下列事项。

1）移动翻身时有任何疑似骨折的现象，如不寻常的肿块、变形或主诉疼痛时，都应当立即报告并处理。

2）移动肢体关节挛缩患者时，勿以肢体为支撑点抬起患者。

3）移动过程中对患者所需摆放的体位、转位、翻身技术应将力矩降至最小，也可使用移位设备，如翻身单等增加对躯干及肢体的支托。

4）在执行被动运动时应有适当关节支托，过程中应注意患者的反应，若出现疼痛或有抗拒动作时应停止，勿过度用力造成损伤。

（4）鼓励上报跌倒不良事件，并分析工作人员所执行的各种抬起、移动、翻身、转位的技巧，判定是否有其特殊性。

6. 跌倒致头部外伤安全提醒

（1）跌倒后可能出现亚急性或慢性硬脑膜下出血，应密切观察患者是否出现头痛和恶心等症状。

（2）跌倒患者虽无明显外伤，但因其硬脑膜下出血的临床症状及主诉的多样性，仍应警觉发生硬脑膜下出血的可能性，以持续追踪观察，尤其是老年人。

（3）患者发生跌倒后有血压上升、持续头痛的主诉时，要仔细询问相关病史，还应考虑辅以影像检查诊断，进行头颅 CT 扫描，尽早发现出血状况。

（4）跌倒患者凝血功能异常时，如使用抗凝血药的血液透析患者，应注意抗凝血药使用剂量的调整，并加强凝血时间的检测，以降低出血概率。

7. 致跌倒风险药物及造成跌倒的原因

（1）缓泻药：增加患者如厕的频率。

（2）利尿药：增加患者如厕的频率，造成低血压、电解质紊乱。

（3）抗胆碱药：可导致低血压、直立性低血压、嗜睡、神志不清、谵妄幻觉。

（4）降血糖药：可致低血糖症状和眩晕。

（5）降血压药：可导致低血压、直立性低血压，减少脑血流灌注，使肌无力、眩晕。

（6）抗组胺药：可能影响情绪、速度、注意力、警觉、活动力等，可致认知功能障碍。

（7）阿片类镇痛药：降低警觉性，影响认知功能，有镇静作用，可致肌肉松弛和眩晕。

（8）麻醉药：有镇静作用，可致肌肉松弛、血压降低、可逆性的意识丧失。

（9）镇静催眠药：可致嗜睡、眩晕、精神错乱、认知受损、运动失调，延缓反应时间。

（10）抗精神病药：可致锥体外系反应、迟发型运动障碍、直立性低血压、镇静。

（11）抗抑郁药：潜在锥体外系反应、运动不能、直立性低血压、镇静。

（12）抗癫痫药：有镇静作用，可致嗜睡、眩晕和运动失调。

（13）洋地黄制剂：可致疲倦、衰弱、眩晕、视物模糊、电解质紊乱等。

（14）钠通道阻滞药、抗心律失常药物：可致视物模糊、头痛、头晕、青光眼、心率变慢或不规则、眩晕或头痛，运动不能。患者无法自主动作，可出现抽搐、肌张力过高或过低。

（五）跌倒报告处理制度

1. 建立跌倒患者报告登记制度。

2. 获知患者跌倒时，护士应立即赶到现场，安抚患者，初步评估伤情和病情。简要了解事件发生经过，通知主管医生或值班医生，并协助医生进行诊治。

3. 护士详细记录患者跌倒情况，包括发生时间、地点、原因、伤情及病情评估、处理经过和结果等。

4. 患者发生跌倒后，医护人员应将情况告知家属，必要时来院观察、确认。对于不需特殊处理的患者，根据情况继续观察；对造成严重损伤的患者，需严密观察、积极治疗，同时做好患者及其家属的安抚工作。

5. 患者发生跌倒后，当班护士或责任护士应向护士长报告，填写护理不良事件报告单，并逐级上报科室主任、总护士长、护理部（24 小时内电话报告护理部，48 小时内上交书面报告，造成死亡或严重伤害的应及时电话上报护理部，24 小时内交书面报告）。

6. 护士长要组织本科室护理人员分析讨论，对跌倒患者再次进行评估，必要时组织护理查房或请护理会诊。

7. 护理部、风险管理小组对事件进行根本原因分析，补充改进并落实预防跌倒的措施。

（六）预防跌倒标准化作业流程

预防跌倒标准化作业流程见图 1-1。

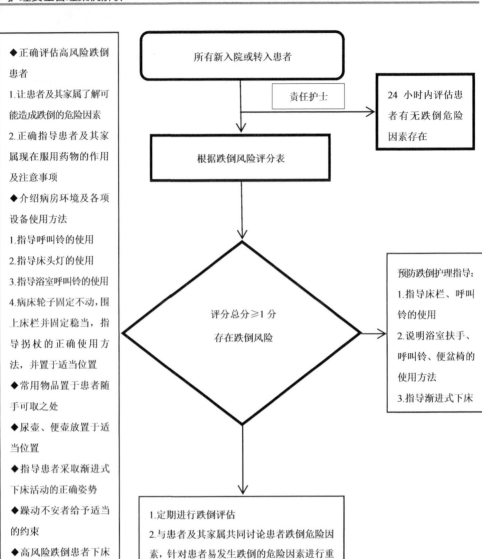

◆正确评估高风险跌倒患者

1.让患者及其家属了解可能造成跌倒的危险因素

2.正确指导患者及其家属现在服用药物的作用及注意事项

◆介绍病房环境及各项设备使用方法

1.指导呼叫铃的使用

2.指导床头灯的使用

3.指导浴室呼叫铃的使用

4.病床轮子固定不动，围上床栏并固定稳当，指导拐杖的正确使用方法，并置于适当位置

◆常用物品置于患者随手可取之处

◆尿壶、便壶放置于适当位置

◆指导患者采取渐进式下床活动的正确姿势

◆躁动不安者给予适当的约束

◆高风险跌倒患者下床活动时必须有人陪护，不可单独行动

◆地板保持清洁干燥

◆光线照明充足

◆病室环境走廊无障碍

所有新入院或转入患者

责任护士

24 小时内评估患者有无跌倒危险因素存在

根据跌倒风险评分表

评分总分≥1 分
存在跌倒风险

预防跌倒护理指导：

1.指导床栏、呼叫铃的使用

2.说明浴室扶手、呼叫铃、便盆椅的使用方法

3.指导渐进式下床

1.定期进行跌倒评估

2.与患者及其家属共同讨论患者跌倒危险因素，针对患者易发生跌倒的危险因素进行重点加强护理

3.与患者及其家属共同讨论患者用药作用及注意事项

4.提醒全体医护人员均要留意观察此类患者

5.病室床头悬挂"防跌倒"警示标识

6.检查床栏是否拉起，并固定完全

图1-1 预防跌倒标准化作业流程

第二节　轮椅运送中跌倒

【案例】

患者王某，女性，56 岁，体重 86kg，入院诊断为脑梗死，一级护理。入院第 3 天，患者神志清楚，肢体偏瘫，左上肢肌力 3 级，左下肢肌力 2 级，生命体征平稳，医嘱给予经颅多普勒检查，由家属陪同用轮椅推送外出检查，在等候时轮椅左侧车轮处突然发生断裂，致使轮椅向一侧倾斜，患者随着倾斜的轮椅跌落至地面。经专科检查，未发现有明显外伤及其他不适主诉。

【解析】

（一）原因分析

1. 患者及其家属因素

（1）疾病因素：患者患有脑梗死、肢体偏瘫、身体行动不便是导致跌倒的危险因素。

（2）认知因素：患者家属对自身能力估计过高，对跌倒的防范意识低，危险性认识不足。家属缺乏使用轮椅的相关知识，推送患者时未使用安全带，经过电梯连接缝隙时未抬高轮椅。车轮发生断裂时，家属正在打电话，因而未能有效地保护患者。

2. 护士因素

（1）助理护士未履行护送患者外出检查的职责。助理护士预约检查后直接将申请单交给患者家属，患者家属外出检查时未告知责任护士。

（2）助理护士逾权行使岗位职责。助理护士虽然是护理专业毕业，但尚未取得护士执业资格证，与医院签订的是助理护士岗位合约。助理护士自行评估患者病情、进行特殊检查告知及宣教工作已超出其工作职责，存在逾权行为。

（3）责任护士对所负责患者了解不够、岗位职责落实不到位，不知道患者要做什么检查、什么时间离开病房；责任护士对患者安全重视不够，未能对偏瘫患者给予足够的关注，对患者预防跌倒的指导不充分；责任护士未能履行督导助理护士工作的职责，导致助理护士未执行相关规定和履行岗位职责。

3. 管理因素

（1）保障：设备、设施管理规范明确了轮椅、转运床等设施的维护和保养应由相关保障部门定期完成，但在实际工作中存在保障部门巡检工作被动、执行力差的情况。

（2）科室管理：轮椅作为医疗运送基本工具，应根据使用年限和性能状况进行更新；未按要求每周进行维护保养登记；轮椅未配备安全带。

（3）患者外出检查期间的安全管理：对外出检查患者的准备和告知不足，未按规定安排相应的人员陪检，陪检人员不具备意外事件应急处置能力。

（二）改进方案

1. 加强设备维护

（1）迅速组织相关部门全面检查使用中的轮椅、平车、病床等坐卧设施，安装安全带等保护性设施。

（2）建立长效管理机制，完善设备的"科室-医院-厂家"三级维护制度，定期检查设备、设施，落实制度、明确职责。

（3）设立轮椅、平车等可移动坐卧设施固定存放处，加装相应的保管设施，并悬挂提示牌："未经授权及培训人员不可使用，如有需要请联系医护人员。"

（4）建立医疗护理设备、设施使用、维护保养管理登记本，设专人管理，使医疗护理设备、设施随时处于性能完好状态，为患者提供安全的医疗环境。

2. 明确护理人员岗位职责

（1）明确各级护理人员的岗位职责，并在临床护理工作中严格按照相关法律法规及制度执行，加大监管力度，提高护理人员的执行力。

（2）对护理人员和陪护人员进行有效教育和培训，使其了解严格执行规章制度和履行岗位职责的重要性，增强安全意识。

（3）在岗位职责中设置跌倒危险评估及跌倒预防措施落实的内容，进一步明确评估方法，促进措施落实，使用相应的评估表、警示标识和措施落实记录单等。

（4）每年定期对医院工作人员进行坐卧设施安全知识培训，采取多种形式进行临床教学和模拟训练，并对培训效果进行考核，使安全转运患者成为护理工作质量的目标之一。

3. 加强安全管理

（1）修订患者外出检查管理流程，组织人员学习执行。

（2）建立奖惩机制和考评标准，完善制度管理。

（3）人力不足时应尽快提出合理增加护理人员申请。陪检工作应由专职人员完成，保障护理安全和质量。

【延伸知识】

（一）助理护士聘用条件和岗位职责

1. 聘用条件

（1）护理中专或大专毕业，未经执业注册。

（2）经过医院相应的岗前和岗位培训考试合格。

（3）在上级护士指导下能胜任本岗位工作职责。

2. 岗位职责

（1）助理护士在责任护士指导下，根据病情和患者自理能力，协助完成生活照顾性基础护理及非技术性护理工作。

（2）生活照顾性基础护理工作，内容包括整理或更换床单位；协助患者完成日常生理活动，协助患者进食、翻身、大小便、淋浴、床上擦浴、喂饭、更衣、洗漱及自我移动等；保持患者的清洁卫生。

（3）在治疗及检验程序中协助护士及其他医务人员，内容包括协助护士整理病历；常规性测量和记录患者生命体征；物理降温（冰袋、温水、酒精擦浴）；绘制体温单；准备各类护理技术操作的物品；无特殊需要的患者，单独或协助护士更换患者体位；更换氧气湿化瓶；留置胃管患者的鼻饲；造口袋更换；留取患者的大便、尿、痰标本；尸体料理等；护送患者检查、治疗、转科等；负责清洁消毒患者的生活用具；及时将患者有关情况报告护士等。

（4）非技术性护理工作，内容包括整理、清洁、维护各种护理仪器设备和用品；检查病房用品存量；整理办公用品；参与维持临床科室环境和秩序的管理；外出请领、取送（借还）各种物品；取药、退药，清点并补充药品（液体）；整理污染的可重复使用的医疗器械和医疗用品；分类收集医疗废物；保持病房的整洁与通风；整理、清洁、消毒各房间，终末消毒；联系工作（接听电话，联系和预约检查、会诊、复诊等）；协助办理出入院手续；派送一日清单，整理、粘贴、制作病房健康教育资料，归档临床科室的各类文书等。

（5）助理护士不得从事创伤性或侵入性及无菌性护理技术操作，不得独立承担危重患者的生活护理工作。

（二）医疗机构患者活动场所安全基本要求（电梯与自动扶梯）

1. 使用人员进入和离开电梯轿厢时，轿厢的地面与层站的地坎高差应基本齐平；地坎与地面之间高差应≤3mm；楼层地面无破损凹陷。

2. 因维修需要打开层门时，应设维修警示标识，并设置临时围栏封闭层门。

3. 除上述列项外，电梯安全还应符合 GB24803.1-2009 的第 6 章和 GB 24804 的规定。

4. 电梯轿厢里应有使用紧急呼叫的文字提示。

5. 自动扶梯倾斜角度不应超过 30°，栏板应平整、光滑和无突出物；应有安全乘用提示，保证设备运行完好。

（三）轮椅运送法

轮椅是用来运送不能行走但能坐起患者的运送工具，使用时应正确操作，避免发生意外。

1. 目的

（1）运送能坐起但不能行走的患者入院、出院、检查、治疗及室外活动。

（2）帮助患者下床活动，以促进血液循环和体力的恢复。

2. 评估

（1）评估患者体重、躯体活动能力、病损部位。

（2）评估患者意识、心理和合作程度。

（3）评估轮椅性能是否良好。

（4）评估地面是否干燥、平坦，室外的温度。

3. 计划

（1）护士准备：着装整洁，行手卫生。

（2）用物准备：轮椅 1 架，根据室外温度备外衣或毛毯、别针各 1 个，需要时备软枕 1 个。

（3）环境准备：移开障碍物，保证通道宽敞。

（4）携用物至患者床旁。

（5）识别患者，向患者及其家属解释轮椅转运的目的及过程，并取得同意。

4. 实施

（1）轮椅后背与床尾平齐，翻起脚踏板，面向床头，固定车闸。

（2）协助患者坐起，穿袜、穿鞋，根据天气情况穿外套。

（3）扶上轮椅

1）患者能自行下床：护士固定轮椅，协助患者坐于轮椅上。

2）患者不能自行下床：将患者搬运至轮椅上。

3）翻下脚踏板，嘱患者双足置于踏板上，身体尽量后靠，双手扶住两侧扶手（彩图 3）。

（4）加用毛毯

1）在患者未上轮椅前，将毛毯铺于轮椅上，使上端高于患者颈部 15cm 左右，两侧对等。

2）患者坐于轮椅后，上端向下翻折 10cm，围住患者颈部，两侧围住患者肩部、两臂、双下肢及足，露出双手，用别针固定颈部和腕部。

（5）整理床单位，铺成暂空床。

（6）松开车闸，推轮椅运送患者至目的地（彩图 4）。

（7）安全返回病房：返回病房后，将轮椅推至床尾，椅背与床尾平齐，固定车闸，翻起脚踏板。

（8）协助上床

1）能自行下轮椅的患者：护士固定轮椅，协助患者坐于床边。

2）患者不能自行下轮椅：将患者搬运至床上。

3）协助患者盖好被子，取舒适卧位。轮椅放回原处，行手卫生。

5. 评价

（1）患者能理解并配合，无疲劳不适感。

（2）护士动作协调、轻稳，运送患者顺利、安全。

6. 健康教育

（1）告知患者及其家属使用轮椅的必要性。

（2）告知患者上下轮椅过程中的配合方法及轮椅运送过程中的注意事项。

（3）告知患者如有不适，应随时报告护理人员。

7. 注意事项

（1）使用前应仔细检查轮椅的性能，以确保安全。患者上下轮椅时，固定好车闸。

（2）身体不能保持平衡者，应系安全带。

（3）运送过程中注意环境状况，速度适宜，并随时观察患者病情变化。

（4）运送时嘱患者抓紧扶手，身体尽量向后靠，勿向前倾或自行下车；过门槛时，抬起轮椅前轮，避免过大的震动，保证患者的安全；下坡时要减慢速度，以免患者感觉不适或发生意外。

第三节　患儿玩耍时跌倒

【案例】

患儿，男性，6 岁 4 个月，因脑发育异常入院，诊断为小儿精神发育迟滞，二级护理。某日 14：00 患儿在母亲陪伴下在走廊玩耍，地面水渍导致患儿滑倒，其母亲因看手机未及时扶住患儿，患儿以右上肢撑地，右腕部出现局部肿胀，行腕关节正侧位 X 线片显示右侧 Colles 骨折。

【解析】

（一）原因分析

1. 环境因素　地面水渍湿滑是导致患儿跌倒的直接因素。

2. 患儿及其家属因素

（1）患儿有跌倒骨折病史，存在生长发育迟滞问题，可能存在骨质疏松等骨骼问题，造成患儿跌倒后出现骨折。

（2）家长安全意识欠缺，因看手机没有专心看护患儿。

（3）家长对环境安全预见性差，未及时发现地面水渍。

3. 管理因素

（1）工作人员未及时发现、处理地面水渍。

（2）医务人员未充分履行告知义务，陪护人员未尽到陪护责任。

（3）患儿家长对疾病的护理、安全保护、影响因素等知识欠缺。

（二）改进方案

1. 提高安全意识

（1）完善管理制度，与物业沟通。建立巡视制度，负责病区环境安全巡检，有问题及时处理，责任到人。

（2）加强对住院患儿及其家属健康宣教的力度，设立各种常见病的健康宣教路径及制订监督检查管理细则，确保健康宣教内容的有效落实和效果评价。

（3）对全科的医护人员、保洁人员进行相关培训，一旦发现跌倒风险及时摆放醒目的警示标识并处理。

2. 规范护理服务标准

（1）规范护理人员行为，加强对患儿的入院评估，全面了解住院患儿的病情及相关病史，制订完整的护理计划和健康宣教内容，防范医疗护理风险。

（2）加强病区管理，做到"四个及时"：及时巡视病房、及时发现问题、及时解决问题、及时分析评价。

（3）做好安全防范，建立完善病区各项应急预案，定期组织医护人员进行培训和演练，以便随时积极应对不良事件的发生，把各种不良事件的损失降至最低，做好安全警示提醒。

3. 强化职责职能监管

（1）明确工作人员职责，加强相关人员管理，做到各司其职。

（2）加强后勤管理部门监管力度。

（3）建立协同管理机制，促进安全文化建设。

【延伸知识】

（一）儿童患者活动场所的特殊要求

1. 儿童病区地面宜柔软、具有弹性。

2. 无陪伴的儿童病房和新生儿室应使用视频安全防范监控系统。

3. 住院儿童离开病区和沐浴时应有监护人或监护人的委托人陪伴。

4. 儿童患者活动场所环境和设施的棱角部分应磨圆、软包处理或采取其他防伤害措施。

（二）保洁员岗位工作细则

1. 每日工作重点

周一：擦门、门框及室内玻璃。

周二：清理窗台、窗夹缝、扶手、指示牌等。

周三：彻底清理病房内死角，床、床头柜和各种橱柜等。

周四：彻底清理地边、墙面、墙裙等。

周五：彻底清洁消毒卫生间、开水间（包括墙面）。

周六：机动。

周日：机动。

每天：及时清洗、消毒便器。

2. 工作要求

（1）着装整洁（不允许戴戒指），无迟到和早退现象。

（2）严格按工作流程和工作标准完成本班工作。

（3）清洁班、污染班要掌握洁污原则，禁止两班混做。

（4）要保持更衣室整洁，不堆放杂物和收集垃圾（科室会随时抽查）。

（5）保洁员班次调整前，保洁队管理员要及时与科室护士长沟通，避免保洁工作质量下降。

3. 地面和物体表面的清洁与消毒方法

（1）地面的清洁与消毒：地面无明显污染时，采用湿式清洁。当地面受到患者血液、体液等明显污染时，先用吸湿材料去除可见的污染物，再进行清洁和消毒。

（2）物体表面的清洁与消毒：室内用品如桌子、椅子、凳子、床头柜等的表面无明显污染时，采用湿式清洁。当受到明显污染时，先用吸湿材料去除可见的污染物，然后再进行清洁和消毒。

（3）感染高风险的重点部门如手术部（室）、产房、导管室、洁净病房、骨髓移植病房、器官移植病房、重症监护病房、新生儿室、血液透析病房、烧伤病房、感染疾病科、口腔科、检验科、急诊等病房与部门的地面与物体表面，应保持清洁、干燥，每天进行清洁，遇明显污染随时去污、清洁与消毒。地面被体液、血液污染后，用小块地巾沾 0.1% 的含氯消毒液擦拭，作用 10 分钟后用清水擦拭。物体表面被体液、血液污染后用 0.05% 的含氯消毒液擦拭，作用 10 分钟后用清水擦拭。

4. 清洁物品的消毒

（1）手工清洗与消毒

1）擦拭布巾（抹布）：清洗干净，用 0.05% 的含氯消毒液浸泡 10 分钟后冲净消毒液，干燥备用。

2）地巾：清洗干净，用 0.1% 含氯消毒液浸泡 10 分钟后冲净消毒液，干燥备用。

（2）自动清洗与消毒：使用后的布巾、地巾等物品放入清洁机内，按照清洗器产品的使用说明进行清洗与消毒，一般程序包括水洗、洗涤剂洗、清洗、消毒、烘干，取出备用。

（3）注意事项：布巾、地巾应分区使用。

5. 污染情况操作规程

（1）当地面或物体表面受到血液和体液等明显污染时，先用吸湿材料去除可见的污染物，再对污染范围进行清洁和消毒。

（2）消毒采用 500mg/L（0.05%）含氯消毒液擦拭，10 分钟后再用清水擦拭。

（3）特殊病原体污染时的消毒方法，按相关规定执行；如有疑问，及时与感染管理科联系。

6. 病区保洁员岗位工作细则　见表 1-4。

表 1-4　病区保洁员岗位工作细则

时间	工作内容	岗位	工作标准
06：30～07：00	用清水擦拖护士站、医生办公室、治疗室、换药室表面区域及地面，干湿各一遍（注意：污染情况操作规程）	清洁	（1）已清洁区域桌面、地面干净无浮尘 （2）洗手池光洁无污渍 （3）消毒液浓度检测达标
07：00～07：15	用清水擦拖病区走廊地面，干湿各一遍（注意：污染情况操作规程）	污染	（1）地面清洁光亮无水迹 （2）消毒液浓度检测达标
07：15～08：30	（1）用清水擦拖病房地面，干湿各一遍（注意：污染情况操作规程）	污染	（1）地面清洁光亮无水迹 （2）消毒液浓度检测达标
	（2）清理卫生间垃圾，清扫收集病区各类垃圾并送到指定地点（污染班）	污染	（3）垃圾分类袋安装正确 （4）垃圾无遗撒
08：30～09：50	（1）用清水擦拭病房床、床头柜、橱柜、氧气盒、窗台及病房其他设施（注意：污染情况操作规程）	清洁	（1）已清洁区域桌面、地面干净，无浮尘和水迹 （2）卫生间无异味，洗手池、坐便器光洁无污渍 （3）消毒液浓度检测达标 （4）玷污毛巾分类放置 （5）开水间清洁，垃圾无遗撒
	（2）清洗消毒卫生间	污染	
	（3）清理巡视公共区域卫生，擦扶手、标示牌等	污染	
	（4）清洁消毒开水间	清洁	
09：50～10：20	（1）巡视公共区域卫生 （2）巡视病房卫生	清洁 污染	病房环境清洁
10：20～10：40	清洗消毒毛巾、拖布（清洁班）	清洁	玷污毛巾、拖布分类清洁、晾晒，不使用清洁电梯运送地巾

续表

时间	工作内容	岗位	工作标准
10：40～11：20	（1）出院患者终末清理消毒 （2）巡视清洁责任保洁区域卫生 （3）用清水擦拖病房通道，干湿各一遍 （注意：污染情况操作规程） （4）收、倒垃圾	污染 清洁 污染 污染	（1）床单位终末消毒彻底 （2）消毒液浓度检测达标 （3）地面清洁光亮无水迹
11：20～11：30	整理污洗间、清洁工具、保洁车	清洁	（1）污洗间物品按规定放置，无积攒垃圾现象 （2）保洁车和清洁工具功能完备
11：30	下班		
14：00～15：00	（1）用清水擦拖病房、公共区域、走廊地面，干湿各一遍（注意：污染情况操作规程） （2）做护士站、主任办公室卫生 （3）清刷卫生间、开水间 （4）收集病区各类垃圾并送到指定地点	污染 清洁 清洁 污染	（1）已清洁地面清洁光亮无水迹 （2）卫生间、开水间清洁、无杂物、无异味 （3）垃圾及时清理，污洗间垃圾无堆积现象
15：00～15：15	更衣室卫生	清洁	更衣室地面无水、整洁、光亮
15：15～16：20	（1）完成当天重点工作 （2）随时巡视病区卫生	污染 清洁	（1）重点工作落实到位 （2）保持病区环境整洁
16：20～16：：35	（1）巡视病区卫生 （2）用清水擦拖走廊地面，干湿各一遍（注意：污染情况操作规程） （3）收集病区各类垃圾	清洁 污染 污染	各种包数目清点准确，放置入柜，顺序按失效 日期
16：35～16：50	送地巾	污染	洁污毛巾、拖布分类清洁、晾晒，不使用清洁电梯送地巾
16：50～17：00	整理污洗间、清洁工具、保洁车	清洁	（1）污洗间物品按规定放置，无积攒垃圾现象 （2）保洁车和清洁工具功能完备
17：00	下班		

资料来源：中国人民解放军总医院临床科室医院感染监控手册（2019 年度）。

第四节　肢体功能障碍患者行走中跌倒

【案例】

患者王某，女性，68 岁，入院诊断为帕金森病，一级护理。患者神志清楚，生命体征平稳，肢体功能障碍。医嘱次日行磁共振检查，预约时间 17：00，责任护士完成相关检查宣教。因陪送人员未按时到达，患者在病房等待了 20 分钟后，执意让家属陪伴自行前往影像科，在准备轮椅的过程中，因行走障碍、步态过急，摔倒在走廊地上。经查患者无不良后果。

【解析】

（一）原因分析

1. 患者及其家属因素

（1）年龄因素：老年患者生理功能减退、反应能力降低、行动迟缓，是跌倒高危人群。

（2）疾病因素：患者患有帕金森病，行走障碍，是可能导致跌倒的危险因素。

（3）认知因素：家属对帕金森病患者的安全保护意识不足，对疾病相关知识了解欠缺，对于行走障碍患者未使用代步工具，如轮椅或平车等。

2. 护士因素

（1）陪护中心当值助理护士未及时向病房护士反馈延时护送的信息，导致患者在不知情的情况下不愿久等而自行外出做检查。

（2）护士未根据患者跌倒风险评估对患者及其家属进行针对性的疾病知识及安全教育，导致患者防跌倒知识欠缺。

（3）交班时段，责任护士和夜班护士忙于交接班，未再追踪和督促患者外出检查事宜。

3. 管理因素　陪护中心交班时段工作流程存在缺陷，人员安排存在漏洞，未按规定时间及时护送患者外出做检查。

（二）改进方案

1. 对患者进行持续安全督导

（1）责任护士对患者及其家属进行深入细致的宣教工作，使其掌握疾病的基本常识，理解保障患者安全的重要性。

（2）责任护士制订及落实安全护理措施，并将措施告知患者及其家属，以取得积极配合。病床悬挂防跌倒警示标识，以时刻提醒医护人员和家属预防该患者再次跌倒。

（3）建议家属常备轮椅，以方便患者日常活动，指导家属随时与医护人员联系使用轮椅等代步工具，以保证患者安全。

2. 规范工作制度和流程

（1）督促医院护保中心整改，就此事件对陪送人员进行培训和教育，改进交接班时段陪送患者的工作流程，避免推诿、延迟护送。

（2）检查巡视病区护士交接班工作流程是否存在缺陷，如流程无问题，则应由当事护士检讨个人工作不足，强化交接班制度及责任管理内涵；流程存在问题或缺失，应完善或制订相应的工作流程。

（3）建立问责制，明确责任，加大管理力度；管理部门、辅助部门和临床科室加强沟通协调，建立反馈机制，做到管理接轨。

（4）建立外出检查患者登记制度，并纳入科室交接班内容。

3. 提高全员安全意识

（1）对全科的医护人员、护工、保卫人员进行相关培训，人人参与安全管理，及时发现安全隐患，有效制止，协助并报告。

（2）重视应急预案和风险处置的演练，对专科疾病特点、安全风险、防范措施进行常态培训，让护理人员真正掌握并能将知识运用到临床中去，有效指导和安全管理。

（3）制作通俗易懂的疾病常识、安全护理、健康教育的宣教处方或手册，使患者及其家属更容易理解和接受，从而达到自我保护、自我保健、提高依从性的目的。

【延伸知识】

（一）护理交接班制度

1. 值班人员必须坚守岗位，履行职责，保证各项护理工作准确及时进行。

2. 病区每日 08：00 或按照科室规定时间集体交接班（时间控制在 30 分钟内），全体护理人员参加，要求严肃认真听取夜班交班报告。其他时间的交班由当班护士负责，与接班人员按照程序认真交接。

3. 交班前，值班人员应当完成好各种护理记录，检查各项工作完成情况，避免遗漏。

4. 接班人员提前 15 分钟到位，做好接班前准备，做到着装整齐，仪表端庄，精神饱满，准时接班。交班者为下个班次做好物品准备，方便工作。

5. 接班人员应当与交班人员一起进行交接，认真听取交班内容；要求做到交班本上要写清、口头交班要讲清、床头交班要看清，如交代不清不得下班。

6. 接班人员应当在交班人员在场情况下清点、核对毒麻药品和贵重物品、药品和器材，并进行记录和签名。交班中如发现病情、治疗、器械、物品等交代不清，应及时查问。

7. 对于危重、新入院、当日手术、正在输液和一级护理的患者，以及其他须特殊交接的患者应当进行床旁交接，交接内容包括患者的病情、治疗、护理、皮肤、液体输入、医嘱执行、新入患者的一般情况等。

8. 接班时如发现问题，由交班者负责；接班后如因交班不清，发生差错事故或物品遗失等一切护理问题，由接班人员负责。

（二）交班内容

1. 病区概况　患者总数、出院（转院、转科）、入院（转入）、手术（分娩）、死亡人数。

2. 重点病情　重点患者的病情变化、护理问题、护理措施、治疗、注意事项等。

3. 检查治疗　交代当日行特殊检查治疗的准备情况，以及已完成检查患者的病情。

4. 护理要点　重点患者的观察、治疗、护理措施落实情况等内容。

5. 物品清点　需移交的物品、药品等当面清点登记。

（三）交班人员要求

1. 交班前，要巡视病房一次，掌握病区概况，护理相关记录及时、客观、准确、完整。

2. 做到三种形式的具体交接（看清楚交班报告、听明白交班内容、床旁查看患者，听患者主诉，检查护理措施落实情况）。

3. 完成本职工作，为下一班次做好准备工作。

4. 保持病房及工作区环境清洁有序，物品规范放置。

（四）接班人员要求

1. 提前 15 分钟到岗，做好准备，认真听取交班报告，做到交接清楚。

2. 做到三种形式的具体交接（看清楚交班报告、听明白交班内容、床旁查看患者，听患者主诉，检查护理措施落实情况）。

3. 清点物品，与交班者核实。

第五节　躁动患者坠床

【案例】

患者李某，男性，65 岁，诊断为右侧基底结脑出血、高血压 3 级，一级护理。患者呈谵妄状态，时而烦躁不安，医嘱给予止血、脱水、降压、镇静、保护性约束等。入院后 10 小时，患者突发躁动，大力拉扯约束带，约束带被扯开，上半身从病床跌落，致眉弓皮肤裂伤，医生立即对其清创缝合，及时复查头部 CT，结果与入院时无明显改变。

【解析】

（一）原因分析

1. 患者及其家属因素

（1）患者呈谵妄状态，烦躁不安，是发生坠床的直接原因。

（2）陪伴家属未能及时发现患者躁动而采取安全保护措施，未及时呼叫医护人员，导致患者坠床。

2. 护士因素

（1）责任护士对新入院患者的神志和躁动情况评估不足，安全措施的落实和对陪护人员的安全教育不到位。

（2）护士未能有效约束患者，导致患者躁动时将约束带扯开，发生坠床。

（3）未及时了解患者病情变化，以至于镇静药使用不足，导致患者躁动。

（二）改进方案

1. 对患者家属进行有针对性的安全保护指导，制订《约束具使用知情告知书》，完善管理制度和护理文本。

2. 加强护理人员安全意识

（1）对此类患者密切关注，加强巡视，悬挂"防坠床"警示标识；落实床头交接班制度。

（2）定期组织护理安全教育，讨论分析风险隐患和不良事件，完善安全管理制度，实施安全护理。

（3）强化约束技术培训，针对不同病情的患者进行相应的有效约束，掌握约束适应证、约束方法、病情观察、效果评估等内容，树立尽早解除约束的意识。

（4）医护密切合作，协同治疗和管理，及时调整镇静药物剂量，全面评估病情和治疗效果。

【延伸知识】

约束包括药物、心理及身体约束，2002 年美国医疗机构评审联合委员会（Joint Commission on Accreditation of Healthcare Organizations， JCAHO）将身体约束定义为应用任何物理的方法来限制患者移动、活动躯体和正常运用身体的自由。药物约束是指使用精神药物控制个体的极端行为。临床常用的主要是身体约束。

（一）身体约束的目的

身体约束的目的为预防医疗干扰，防止意识障碍患者自我伤害。临床上常根据患者意识状态、定向力、使用治疗设备情况和身体活动能力确定是否需要约束及约束等级。约束等级包括约束、不约束或采用其他护理措施替代约束，如将术区引流管路移到患者的直接视野之外或密切观察。

身体约束可导致患者肢体皮肤损伤、肌肉神经损伤、压力性损伤、肌肉萎缩、跟腱挛缩、骨折、院内感染、便秘、失禁、情绪沮丧、烦躁、愤怒、身体功能和认知状态下降等。

（二）身体约束的工具

身体约束的工具为约束带、带锁的轮椅、躺椅、床栏、约束背心及手套等。常见的约束带类型有肩肘约束带、上肢约束带、膝部约束带、踝部约束带等。

（三）身体约束的护理目标

身体约束的护理目标是限制不合作患者身体或肢体的活动，以防止自伤或伤人，确保患者安全和各项治疗护理工作的顺利完成。

（四）护理重点步骤

1. 遵医嘱执行约束。

2. 评估患者年龄、意识、活动能力、心理状态，以及需要约束部位皮肤和四肢循环情况。

3. 告知患者及其家属约束的目的、等级、约束工具及类型、时间、并发症及配合事项，征得理解和同意，并签订知情同意书。

4. 选择合适的约束工具，掌握约束工具的使用方法

（1）严格掌握约束适应证，维护患者尊严。

（2）身体约束只能在短期内使用：对需要连续约束的患者，护士应持续评估其约束的必要性，制订解除约束的计划，尽早结束约束。

（3）保护被约束肢体：保持约束肢体的功能位，松紧度以患者活动时肢体不易脱出、不影响血液循环为宜。

（4）约束带必须系活结，且系在患者无法接触到的地方。

5. 为约束患者提供生活照顾

（1）每小时巡视患者 1 次。

（2）保持患者舒适体位，预防误吸和皮肤受损。

（五）约束具知情告知书

约束具知情告知书见表 1-5。

表 1-5　约束具知情告知书

姓名：　　　　　病区：　　　　　床号：　　　　　ID:　　　　　住院号：

尊敬的患者家属或患者法定监护人、授权委托人：

您的家人在我院病区住院治疗，因治疗需要，根据医嘱需使用约束具，特告知如下事项：

1. 本告知所涉及约束具是指约束手套及约束带。

2. 使用约束具的指征为患者意识或认知功能障碍导致不能配合治疗护理需求，可能发生坠床、意外拔管、撞伤、抓伤及伤害自己或他人的行为等。

3. 使用约束具的目的为避免意外拔管、坠床、自伤等不良事件发生，确保患者安全和治疗过程顺利进行。

4. 使用约束具可能造成的风险为约束处皮肤损伤、关节脱臼、血液循环受阻等。

5. 停止使用约束具的指征为患者精神、认知恢复，可配合治疗时，医嘱停止约束。

患者家属或患者的法定监护人、授权委托人意见：

医护人员已经将使用约束具的相关情况向我做了详细的说明，并且及时解答了相关问题，我对其已经知晓。经慎重考虑，我们对使用约束具的决定是：

患者亲属签名：　　　　　与患者关系：　　　　　签名日期：

医护人员陈述：

我已经将使用约束具的相关情况向患者或患者的家属、法定监护人、授权委托人做了详细地告知，并且解答了相关问题。

医生签名：　　　　　责任护士签名：　　　　　签名日期：

资料来源：中国人民解放军总医院第六医学中心。

（六）保护性约束评估表

保护性约束评估表见表 1-6。

表 1-6　保护性约束评估表

姓名　　　　　科别　　　　　床号　　　　　住院号

日期	年时间	约束需求评估	意识	部位	松　解		约束部位皮肤观察							松紧度	体位	签名
					时间（min）	保护	颜色		温度		损伤				
							正常	异常	冷	热	有	无			

（七）注意事项

1. 须 1 小时评估记录 1 次。

2. 约束需求评估：①认知紊乱；②坠床危险；③行为紊乱；④确保治疗有效进行；⑤停止约束。

3. 意识：①清醒；②嗜睡；③谵妄；④昏迷。

4. 部位：①左手腕；②右手腕；③左足踝；④右足踝；⑤左肩部；⑥右肩部。

5. 松解：松解时间以分钟表示，"保护"表示肢体在松解时间内的保护和固定，以 √ 表示。

6. 约束部位皮肤观察：皮肤颜色正常，以 √ 表示；如填写"异常"或者有损伤，则在护理记录单上详细描述皮肤情况。

7. 松紧度：伸入一指为适宜，以"√"表示。

8. 体位：①平卧位；②半卧位；③右侧卧位；④左侧卧位；⑤头高足低位；⑥中凹卧位；⑦其他。

第 2 章

管路滑脱不良事件

第一节 颈内中心静脉导管移位

【案例】

患者王某，女性，56 岁，卵巢低分化浆液性癌ⅡC 期术后，一级护理。6 月 12 日患者在全身麻醉下行经腹盆腔肿物切除+部分大网膜切除术，术中留置颈内中心静脉导管，17：00 返回病房，导管固定在位，贴膜少许卷边。18：37 输液时，责任护士发现患者颈部置管处周围皮肤肿胀，面积约 8cm×10cm，穿刺点周围皮肤颜色和温度均正常，有轻微胀痛，无呼吸压迫等症状。护士立即停止输液，安抚患者，报告值班医生，经检查为导管移位造成液体渗出，拔除导管后，持续压迫穿刺点 20 分钟，水胶体敷料外敷，建立外周静脉留置针进行输液治疗。经询问患者翻身时无意牵拉到导管，致导管移位。患者出院时颈部周围皮肤无肿胀及瘢痕，穿刺点周围皮肤颜色、温度均正常。

【解析】

（一）原因分析

1. 护士因素

（1）手术患者交接不严格，未对管路固定情况进行认真交接。

（2）中心静脉导管贴膜卷边未及时处理，风险意识不强，对导管滑脱的高危因素预判和干预不足，增加了脱管的危险性。

（3）未按等级护理要求巡视病房，对工作重点和巡视观察要点不掌握。

2. 患者及其家属因素

（1）药物因素：患者术中使用麻醉药物，术区感觉未恢复，对出现药物外渗时的不适不能及时感受。

（2）认知因素：患者对中心静脉导管相关知识缺乏，没有保护意识，翻身牵拉导管后未及时告知护士。

3. 管理因素

（1）中心静脉导管维护和固定未列入基本操作培训项目，未进行全员培训考核。

（2）护理人员对中心静脉导管固定方法不统一，缺乏规范化、标准化管理。

（3）排班不科学，在床护比达标情况下，晚、夜班护理人力不能满足临床需求。

（二）改进方案

1. 实施同质化管理

（1）成立院级"导管管理小组"，制定导管安全管理策略，对中心静脉导管维护进行同质化管理。

（2）开展多种形式培训，组织工作坊活动，进行中心静脉导管相关理论知识、固定及换药技术等培训，提高全员中心静脉导管维护技能。

（3）制定床旁交接班清单，将等级护理和交接重点进行归纳汇总，有效提醒、指导护士工作。

（4）调研夜班人员工作强度，合理安排人力资源，弹性排班。

2. 加强宣教指导

（1）对中心静脉导管相关知识进行宣教和维护指导，尤其是留置导管的重要性、使用的注意事项、液体外渗表现等。

（2）提高患者及其家属的认知和安全维护的参与度。

【延伸知识】

（一）中心静脉置管规范化流程

1. 更换敷贴与固定导管　责任护士每天评估穿刺部位有无渗血、红肿，贴膜是否卷边，无特殊情况，透明贴膜 7 天更换 1 次；如有渗血、渗液或其他污染、潮湿、松动时应及时更换贴膜，并对患者进行导管固定后的健康教育，以预防感染和隐性脱管。

（1）患者采取去枕仰卧位，头偏向置管部位的对侧。

（2）更换贴膜前检查核对中心静脉导管刻度。

（3）戴清洁手套移除旧敷料，再次测量导管长度。移除方法：平行于皮肤 0°或 180°，顺着穿刺方向移除；移除过程中，应避免手套碰触敷料内侧的皮肤及导管。

（4）先用 75% 酒精棉签清洁穿刺点周边皮肤的血痂，去除皮肤上的胶布痕迹；使用葡萄糖酸氯己定皮肤消毒液，先消毒穿刺点以及导管两侧缝线处，再由穿刺点向外消毒外露导管正面、背面，再以穿刺点为中心由内向外螺旋形擦拭消毒，消毒范围直径≥15cm，均以顺时针—逆时针—顺时针的顺序消毒 3 次。

（5）待消毒液充分晾干后，以穿刺点为中心无张力粘贴无菌敷料。粘贴敷料前再次确认导管深度，必须等消毒剂完全干燥后才能放置，敷料中心始终对准穿刺点，轻捏导管凸起部位，排尽敷料下部空气，以中心向外周施力轻压敷料，使其充分与皮肤粘合，一边压敷料周边，一边去除纸质边框，预防卷边，使用 3M 胶布固定外导管，预防导管滑脱。

2. 中心静脉换药操作流程及评分标准　见表 2-1。

表 2-1　中心静脉换药操作流程及评分标准

步骤	标准	分值	姓名					
着装符合要求	工作服无污渍、血渍	2						
操作前洗手、戴口罩、物品准备齐全	六步洗手法 物品准备齐全	3 3						
查对患者、解释	双人查对患者 清醒患者给予解释 双人查对导管深度	2 2 3						
暴露足够操作区域	建立操作无菌区 毛发过长影响消毒范围，需修剪	3 2						
戴清洁手套，去除导管敷料	0° 向穿刺点方向去除敷料 手不要触碰敷料内侧皮肤及导管	3 3						
评估导管及穿刺点	再次查对导管深度 评估穿刺点有无红肿、渗血（渗液），根据情况选择合适敷料	3 4						
洗手		3						
打开换药盘、无菌棉球（2包）、贴膜、倒消毒液	倒消毒液时瓶口距离棉球 10cm 无菌操作	3 6						
戴无菌手套	无菌操作	3						
消毒	消毒穿刺点及导管周围皮肤 要求导管及皮肤无血渍、胶渍	4 8						

续表

步骤	标准	分值	姓名					
贴敷料	消毒液完全待干	4						
	穿刺点为中心无张力	4						
	粘贴敷料							
	塑形	4						
外固定导管	高举平台法固定	2						
导管标识	标识导管深度、穿刺日期、换药日期、换药时间、换药人	5						
脱手套、整理用物		4						
洗手、记录	记录换药操作	2						
	计价	2						
提问	相关知识	3						
总评价	操作熟练	5						
	时间<15分钟	5						
总分								

总分>95分，优　　　90～95分，良　　　<90分，不及格

资料来源：中国人民解放军总医院第六医学中心。

3. 观察与健康教育

（1）每班观察穿刺点周围及其静脉走向有无红、肿、热、痛等炎性反应，如有体温升高或发生异常者，应立即报告医生，必要时予以拔管并进行导管尖端细菌培养及血培养。

（2）告知中心静脉置管的意义、重要性、置管后的注意事项，消除患者的顾虑，减轻心理压力，以积极的心态配合护理。

（二）中心静脉导管维护环节

1. 评估中心静脉导管置入的指征，尽量减少不必要的置入。

2. 对年龄超过2个月的ICU患者，在基本护理的基础上，每日进行氯己定（洗必泰）药浴。

3. 对与中心静脉导管置入护理相关的人员要进行预防导管相关血流感染的教育，包括导管的使用指征、导管置入和维护、导管相关血流感染的风险与一般感染的预防策略。

4. 医护人员在进行导管置入和维护前，都应完成预防导管相关血流感染基本措施的教育课程，并进行定期培训与能力评估。医护人员要具有独立置入中心静脉导管的能力。

5. 置入中心静脉导管须操作规范，确保操作符合预防感染的要求。在导管置入之前，操作人员要进行手部清洁，最大限度地实施消毒隔离防护措施。

6. 保持导管通畅，避免药物反应，避免输注血液制品及白蛋白。

第二节　PICC 导管移位

【案例】

患者王某，女性，93 岁，诊断为肺部感染、2 型糖尿病、脑出血后遗症，一级护理。患者浅表静脉条件差，需要长期静脉输液治疗，3 月 13 日在 B 超引导下行右上臂 PICC 导管穿刺术，过程顺利，内置 40cm，外露 5cm，臂围 20cm，给予妥善固定。3 月 15 日 08：30 床头交接班时发现患者 PICC 导管外敷透明敷料松动，导管外露为 7cm，立即检查导管、穿刺点及固定情况，导管无损伤断裂，回抽见血，生理盐水冲管顺畅；穿刺部位无渗血及血肿；立即消毒固定导管。后经床旁胸部 X 线片检查示 PICC 导管末端在上腔静脉中上段，可以继续使用。经与家属沟通了解到，3 月 15 日 07：00 病房其他患者开窗通风，家属担心着凉给患者加盖了被子，患者出汗不适，抓挠敷料处，导致 PICC 导管脱出 2cm。

【解析】

（一）原因分析

1. 护士因素

（1）护士固定导管未充分考虑患者个体差异，老年人、婴幼儿、多汗者应加强固定。

（2）护士查房时未观察贴膜固定情况，抓挠是管路脱出的直接原因。

（3）护士未对管路滑脱高危因素做详细的宣教。

2. 患者及陪伴人员因素

（1）患者高龄，不能及时表达不适感受。

（2）患者自制力差，出汗后不能忍受不适而抓挠敷料处导致导管移位。

（3）陪伴人员不能准确评估患者需求，导致大量出汗，对导管滑脱的危险性认识不足。

3. 管理因素

（1）对特殊人群的管理和巡视关注的重点缺乏培训，尤其是对陪护人员的指导性不强。

（2）护理人员的评判性思维和临床实践能力是预防和降低不良事件发生的核心要素，需要长期全维度的培养，通过临床案例回顾性分析进行教导，能够有效检验自我工作质量、发现问题、提高能力。

（二）改进方案

1. 设定引发导管滑落危险因素，组织人员进行预判分析和应对处置培训。

2. 进行导管现状横断面调查分析，制订有效的培训督导计划。

3. 制订 PICC 导管维护标准化流程，进行规范化管理。

4. 新护士需要在中心静脉导管门诊轮转 2 周，进行同质化管理。

5. 总结高龄、语言表达障碍、躁动不安等特殊患者的临床问题，建立护理处方。

【延伸知识】

（一）PICC 置管操作流程

经外周置入中心静脉导管简称 PICC，是由外周静脉（贵要静脉、肘正中静脉、头静脉）穿刺插入导管，导管尖端定位于上腔静脉的护理技术。

1. 目的

（1）提供中期或长期的静脉治疗，减少频繁穿刺静脉的痛苦。

（2）减少各类药物对外周血管的刺激。

（3）便于临床危重症患者快速用药和紧急抢救。

（4）保护患者外周静脉，确保输液安全。

2. 评估

（1）评估患者生命体征及营养情况。

（2）评估是否有肿瘤疾病、肥胖、水肿等影响置管的因素。

（3）评估患者臂围、穿刺部位皮肤、血管状况、置管长度及肢体活动度。

（4）评估患者意识、心理及配合程度。

3. 计划

（1）护士准备：着装整洁，行手卫生，戴口罩。

（2）物品准备（彩图 5）：治疗盘 1 个、安尔碘消毒液 1 瓶（或葡萄糖酸氯己定皮肤消毒液）、大静脉置管包 1 套、治疗巾 2 块、洞巾 1 块、弯盘 1 个、治疗碗 1 个、剪刀 1 把、大棉球 5 个、小棉球 2 个、无菌纱布 1 包、PICC 导管 1 套、0.9%氯化钠注射液 100ml、无菌手套 2 副、10ml 一次性注射器 1 个、输液接头 1 个、输液贴 1 个、皮尺 1 条、医用透明贴膜（10cm×15cm）1 片、一次性无菌手术衣 1 件、一次性垫巾 1 块、治疗巾 1 个、止血带 1 根、弹力绷带 1 卷。

（3）环境准备：安静、整洁，光线充足，调室温，符合无菌操作的独立空间。

（4）核对医嘱，携用物至患者床旁。

（5）识别患者，向患者及其家属解释经外周置入中心静脉导管的目的及方法，签署知情同意书。

4. 实施

（1）患者取仰卧位，穿刺侧手臂外展 90°，显露穿刺部位。

（2）在穿刺肢体下垫垫巾，穿刺部位上方 10cm 处扎止血带，选择合适的静脉穿刺（彩图 6）。

（3）测量导管长度及臂围

1）从穿刺点至右胸锁关节，垂直向下至胸口右缘第 3 肋间即为置管深度（彩图 7）。

2）左右臂肘横纹上 10cm 处的周长即为臂围，以后每次测量应在同一位置，注意观察患者手臂肿胀情况，并进行双侧手臂比较。

（4）打开大静脉置管包，戴无菌手套，取无菌治疗巾 1 块，平铺于患者手臂下（彩图 8）。

（5）消毒穿刺点，以穿刺点为中心，安尔碘消毒液（或葡萄糖酸氯己定皮肤消毒液）棉球消毒共 2 遍，直径大于 20cm（彩图 9）。

（6）另一块无菌治疗巾打开平铺于术侧上肢下，洞巾平铺于上肢上，充分显露穿刺野（彩图 10）。

（7）穿一次性无菌手术衣，戴另一副无菌手套。

（8）无菌物品准备

1）0.9%氯化钠注射液 100ml 倒 2/3 于治疗碗中，余 1/3 冲洗术者手套上的滑石粉，取无菌纱布 1 块擦干手套（彩图 11）。

2）助手将 10ml 注射器、输液贴、正压接头打开放入无菌包内。

3）助手打开导管外包装，操作者取带有内包装的 PICC 管放入无菌包内，打开连接器和固定翼外包装。

（9）预冲导管

1）0.9%氯化钠注射液预冲导管、输液接头、连接器，查看有无破损（彩图 12）。

2）0.9%氯化钠注射液浸泡 PICC 管（彩图 13）。

（10）静脉穿刺

1）助手扎止血带，患者握拳，以 15°～30° 穿刺静脉，见回血后，减小穿刺角度，继续推进 1～2mm 后送管鞘。确保管鞘进入静脉（彩图 14）。

2）助手松止血带，嘱患者松拳。

3）左手中指按压管鞘前端静脉，右手撤出针芯（彩图 15）。

4）自管鞘口处均匀缓慢地送入 PICC 导管，送至约 25cm 处嘱患者向穿刺侧转头并低头（防止导管进入颈静脉）（彩图 16）。

5）继续送管至预定长度后，拔出管鞘。

6）分离导管和导丝的金属柄，左手中指垫纱布按压穿刺点，示指轻压穿刺点上导管，右手缓慢将支撑导丝撤出（彩图 17）。

7）保留导管在体外的长度为 6cm，多余部分用剪刀垂直剪断（彩图 18）。

8）将减压套筒套在导管上（彩图 19），再将导管与连接器连接（彩图 20），将两者沟槽对齐并锁定（彩图 21）。抽吸回血（彩图 22），安装输液接头（彩图 23）。

9）用 0.9%氯化钠注射液 10ml 脉冲式冲管并封管（彩图 24）。

（11）右手捏紧固定翼翼形部分，使其自然张开，在距穿刺点 1cm 处放置固定翼于导管上（彩图 25）。

（12）固定导管

1）取无菌输液贴固定导管的翼形部分。

2）小棉球加压穿刺点并用无菌输液贴固定。

3）将外露部分导管盘绕为流畅的"S"形。

4）将导管末端固定于思乐扣上，局部皮肤涂抹保护剂后，将思乐扣粘贴于皮肤上（彩图 26）。

5）以穿刺点为中心贴医用透明贴膜，右手拇指、示指沿导管紧实贴膜。

（13）在医用透明贴膜的下方记录穿刺日期（彩图 27），根据需要使用弹力绷带包扎。

（14）协助患者取舒适体位，整理用物，行手卫生。

（15）摄 X 线片，观察导管位置（彩图 28）。

（16）记录导管留置时间、型号、置入长度、外露长度、穿刺位置、臂围。

5. 评价

（1）穿刺过程严格执行无菌操作。

（2）合理选择静脉，无反复穿刺。

（3）穿刺点避开肘关节处，固定牢固。

（4）导管到达理想位置，管腔通畅。

（5）穿刺局部无红肿、疼痛，无渗血。

6. 健康教育

（1）告知患者经外周置入中心静脉导管的作用、操作中的配合要点及日常维护的注意事项。

（2）告知患者如有不适，及时告诉医护人员。

7. 注意事项

（1）选择 PICC 穿刺静脉原则：首选贵要静脉，次选肘正中静脉，最后选头静脉。

（2）测量长度要准确，导管进入右心房可引起心律失常。

（3）禁止使用小于 10ml 的注射器冲管、给药；采用脉冲式正压封管，以防止血液反流进入导管，导管内有回血时，应及时进行脉冲式冲洗，防止堵管发生。

（4）更换敷料时，以 0°平拉方式拆除透明敷料，减少对皮肤损伤，以逆行导管方向（自下而上）去除敷料，防止将导管带出体外。

（5）置管 24 小时后，需更换透明敷料 1 次，以便观察穿刺点有无红肿、出血。如无特殊情况，以后每周更换 1 次。

（二）PICC 导管的维护

1. 导管固定选择透气性好、耐受性好、致敏性低、便于观察的透明敷料。

2. 透明敷料每周更换 1 次，若有松动卷边及时更换。

3. 正确更换贴膜的方法：从下而上顺导管方向轻撕需要更换的贴膜，一手撕贴膜，另一手用消毒棉签固定导管，嘱患者保持局部皮肤清洁和干燥，不要擅自撕扯贴膜。贴膜有卷曲、松动或有汗液时，护士按流程及时更换，敷料应在消毒液干后覆盖。

4. 使用思乐扣固定 PICC 导管，能减少导管相关并发症及脱管的发生率，思乐扣固定装置的固定垫应与皮肤牢固粘合在一起，更换时应先用 75%乙醇溶液浸湿，避免较大拉力将导管意外带出，也可减少对皮肤的损伤。

（三）PICC 导管滑脱后处理措施

1. 导管滑脱后，查找原因，采取相应的措施，做好记录和交接班，防止再次脱管。

（1）导管部分脱出：观察导管脱出的长度，用无菌注射器抽回血，如无回血，报告医师，如导管不通畅则拔管；如有回血，用生理盐水冲管保持通畅，重新固定，严禁将脱出的导管回送。

（2）导管完全脱出：测量导管长度，观察导管有无损伤或断裂；评估穿刺部位是否有血肿及渗血，用无菌棉签压迫穿刺部位，直到完全止血；消毒穿刺点，用无菌敷贴覆盖；评估渗出液性状和量；根据需要重新置管。

（3）导管断裂：若为体外部分断裂，可修复导管或拔管。若为体内部分断裂，立即报告医师并用止血带扎于上臂；若导管尖端已漂移至心室，应使患者制动，协助医师在 X 线透视下确定导管位置，用介入手术取出导管。

2. 护士应竭尽全力配合医师处置，并认真做好记录。

3. 事件发生后，做好家属的安抚和解释工作。

（四）PICC 置管后的日常生活指导

1. PICC 置管不影响穿刺侧手臂正常活动，可以做一般家务，如煮饭、洗碗和扫地等。

2. 手臂可以做一般运动，如弯曲和伸展。注意避免穿刺侧手臂过度用力，如提重物、挂拐等。

3. 输液时，注意不要向穿刺侧肢体侧卧。

4. 不输液时，需每周通管，更换输液接头 1 次。

5. 更衣时，注意不要将导管勾出或拔出。

（1）穿衣时：先穿患侧衣袖，再穿健侧衣袖。

（2）脱衣时：先脱健侧衣袖，后脱患侧衣袖。

（3）注意衣服袖口不宜过紧。

6. 适当进行穿刺侧手臂活动，如握拳活动等，增加血液循环，预防并发症。

7. 穿刺部位应保持清洁干燥。透明贴膜应在置入导管后 24 小时换药一次，以后每周更换 1 次，如贴膜被污染（或可疑污染）、潮湿、脱落、卷边或危及导管时应及时更换。

8. 穿刺点及导管适当保护后（保鲜膜包裹好），可以淋浴，不可以游泳。

9. 置管一侧手臂避免测血压及静脉穿刺。

第三节　呼吸机管路滑脱

【案例】

患者刘某，男性，95 岁，诊断为肺部感染、慢性心功能不全、多发性脑梗死，一级护理。患者嗜睡状态，偶有躁动，气管切开处接呼吸机辅助呼吸，留置胃管，鼻饲饮食，约束带约束双上肢，护士宣教后家属签署约束带使用告知书。4 月 22 日 15：13 护士听到呼吸机报警，赶至病房发现呼吸机管路与气管切开处脱开，患者双手无约束带约束。立即连接呼吸机管路，查看患者心电监护血氧饱和度 98%，约束带约束双上肢，报告医生查看患者，生命体征平稳，未造成不良后果。经了解，家属考虑患者呈嗜睡状态且一直有人陪伴，为使患者舒适，自行解开约束带，在家属去洗手间时，患者无意识地造成呼吸机管路连接断开。

【解析】

（一）原因分析

1. 患者及其家属因素

（1）家属对拔管危险性和约束带的重要作用认识不足。

（2）家属对护士宣教不够重视，依从性不足。

（3）患者高龄且躁动，是管路滑脱的高危人群。

2. 护士因素

（1）护士宣教不到位，陪护人员对危害性认知不够，导致依从性差。

（2）未按要求及时巡视。

（二）改进方案

1. 专业知识培训

（1）对临床护士进行呼吸机管路固定、意外脱管危险因素和应急预案相关知识培训，学习相关不良事件和改进方案，提高全面评估和应急处理能力。

（2）加强高危意外拔管患者的筛查，及时做好护理干预，增强对意外拔管高危时段的重视，加强巡视，严格床旁交接班，减少意外拔管的发生率。

2. 宣教指导

（1）重视对患者陪护人员的指导，包括呼吸机使用相关知识、管路维护的注意事项、管路脱开的危害及危险性，加强护患沟通，提高陪护人员照护能力和安全意识，共同做好对意识障碍和躁动患者的管理。

（2）除进行常规管路及约束带使用重要性宣教外，在充分理解家属对患者关爱的同时引导其权衡管路滑脱危险性和约束带舒适性之间的利弊关系，提高家属的接受度，积极配合辅助护理工作。

（3）全面评估陪护人员的依从性，医护协同，共同管理患者和陪护人员。

【延伸知识】

（一）气管切开套管意外脱出应急预案

1. 立即用无菌止血钳撑开气管切口处、给氧，或用无菌纱布盖住切口处，面罩给氧，通知医生及病区护士长。

2. 根据患者情况进行处理，如患者气管切开时间在 1 周以内，立即配合医生进行气管插管，连接呼吸机；如患者气管切开时间超过 1 周，已形成瘘管，更换无菌套管重新置入，听诊呼吸音，连接呼吸机，先将氧浓度调至 100%，再根据病情调整。

3. 迅速准备好抢救药品和物品，如患者出现心搏骤停时立即给予胸外心脏按压等急救措施。

4. 配合医生急查动脉血气，根据结果调整呼吸机参数。

5. 严密观察生命体征及意识、瞳孔、血氧饱和度的变化，如有异常及时报告和处理。

6. 避免声光刺激，安抚患者情绪，做好心理护理和基础护理。

7. 做好抢救记录。24～48 小时上报不良事件。

（二）约束带使用患者的护理措施

1. 护士要加强观察，至少每小时巡视患者 1 次，评估约束带使用情况，每 2 小时翻身 1 次，使约束部位肢体保持功能位。

2. 检查约束带松紧是否合适、器具是否安全、措施是否恰当等。

3. 观察并记录约束处皮肤的完整性及血液循环情况，防止不必要的损伤。

4. 定时观察患者胸部约束及呼吸情况并记录。

5. 除 ICU 病区外，其他病区受到约束的患者需家属或有看护能力的人员陪护。

6. 观察患者病情，约束 24 小时与医生讨论是否解除约束并记录，对于病情允许解除约束的患者，及时解除约束。

7. 严重精神疾病患者，如果采取约束措施后，仍难以保证患者自身及其他人员安全的，要及时向医务科或总值班报告，以采取有效措施，确保患者的安全。

8. 无自主意识的患者，若家属或委托代理人不同意实施保护性约束，需在"约束带使用告知书"注明，医护人员须加强巡视。在约束患者过程中医护人员要严格遵守医务人员道德规范，充分尊重患者及其家属的价值观、宗教信仰和文化背景，注意对患者个人隐私的保密。

第四节　血液透析导管被拔出

【案例】

患者孙某，女性，69 岁，诊断为慢性肾功能不全、肺部感染，左股内留置不带涤纶套无隧道式血液透析导管，一级护理。患者意识不清，躁动不安，经沟通家属同意使用约束带，签署"约束带使用告知书"后，固定双上肢，床头悬挂管路滑脱警示标识。00：03，护士查房发现患者右手腕部约束带粘扣脱开，左股内血液透析导管被拔出。护士立即按压止血，报告医生后给予消毒包扎处理，安抚患者及家属，检查脱出的透析管路，管路完整无断裂，穿刺点周围皮肤无渗血及皮下肿胀、淤血。

【解析】

（一）原因分析

1. 患者及陪护人员因素

（1）认知因素：患者间断意识不清，躁动不安，缺乏自控能力，强硬拉扯后致约束带粘扣解开，血液透析管路被拔出。

（2）陪护人员因素：凌晨时间段陪护人员身心疲惫、思想松懈，对患者血液透析导管脱管警惕性降低。

2. 护士因素

（1）约束带选择不适宜：护士对约束患者病情评估不足，未选择恰当的约束工具，也未对约束带粘扣使用时限及耐受撕扯程度进行评估，致约束效果不佳。

（2）护士巡视不足：在凌晨高危时间段，护士未对高危人群加强巡视。

（3）护士预见能力不足：对约束带使用方法未全面掌握，未对出现约束带松解的情况做预见性干预。

（4）对陪护人员的宣教缺乏针对性，夜间是脱管高发时间段，未与陪护人员共同加强重视。

3. 管理因素

（1）护理人员缺乏约束用具相关知识培训：护士不能充分了解各类约束用具的规格及适应人群，不能根据患者情况合理选择约束工具。

（2）医院制定了"陪护人员知情告知书"，明确了责任、义务，但入院时未告知、签署。

（二）改进方案

1. 专项培训

（1）加强护士培训，详细系统地讲解约束带的使用方法及注意事项，督导护士全面掌握。

（2）培训不同约束带的适用范围，护士掌握后能根据患者的情况选择适宜的约束带，对存在躁动的患者，夹板式约束带比粘扣式约束带更为适宜。

（3）按规定对患者导管相关情况进行评估，包括年龄、意识、心理、耐受状况、导管位置、深度、固定情况、既往有无自行拔管经历等。每班记录留置导管深度，注意观察标记的变化，及早发现导管是否脱出。

（4）加强对陪护人员宣教指导，配合管理，保障透析导管的安全使用。

2. 采用联合方法增强约束效力　对于躁动剧烈的患者，积极与医生沟通，根据情况酌情选择安全、有效的镇静药物，减少患者躁动或约束不当造成的伤害。

3. 增加约束具种类　满足科室临床需要，根据专科需求，采取基数管理。追踪国内外约束护理新进展，不断完善保护性约束的流程及记录规范，改良引进新的约束具。

4. 规范约束带使用管理

（1）完善专科约束用具护理管理流程，修订保护性约束护理常规，患者入院后对其进行针对性的评价，对患者的感知、认知功能、意识状态、肢体情况进行详细的评估。向患者及其家属告知约束的原因与目的，并签署知情同意书。

（2）使用期间，护士长需加强监督检查，对出现的问题及时予以纠正，督促护士养成良好的工作习惯，提高护士在保护性约束过程中的责任心，有效控制并发症的发生。

（3）建立约束观察表，及时观察、记录患者末梢循环、皮肤颜色、温度、动脉搏动、毛细血管充盈时间及水肿等情况。

（4）建立完善的应急预案：约束部位出现皮肤苍白、发绀、麻木、刺痛冰冷时，应立即放松约束带，按照预案处置。

【延伸知识】

（一）约束具的操作流程

约束具是指用于躁动或精神科患者，限制其身体或肢体的活动，以达到维护患者安全与治疗效果的各种器具。目前临床常用的约束带有粘扣式、绑带式、夹板式3种。

1. 目的　防止小儿，以及高热、谵妄、躁动、昏迷及危重患者发生坠床、抓伤、撞伤等意外，限制其身体或肢体活动，以确保患者安全，保证治疗、护理顺利进行。

2. 评估

（1）患者的年龄、病情、意识状态，以及躯体、四肢活动的情况。

（2）患者及其家属对约束具使用的了解和接受程度。

（3）使用约束具的部位有无损伤、皮肤破损和血液循环障碍。

3. 计划

（1）护士准备：护士着装整洁，行手卫生。

（2）用物准备：根据病情需要准备约束带及棉垫。

（3）环境准备：病房宽敞整洁，必要时移开床旁桌椅。

（4）核对医嘱，携用物至患者床旁。

（5）识别患者，向患者及其家属解释使用约束带的目的及过程，取得同意。

4. 实施

（1）腕部约束带：常用于固定手腕和踝部。

1）先用棉垫包裹手腕（彩图29）和踝部。

2）将两条带子稍拉紧固定棉垫，松紧以不影响肢体血液循环为宜（彩图30）。

3）将带子系于床架上（彩图31）。

（2）肩部约束带：常用于固定双肩，限制患者坐起。

1）患者两肩部套上袖筒，腋窝处衬棉垫。

2）两细带在胸前打结。

3）两宽带系于床头。

（3）膝部约束带：常用于固定膝部，限制患者下肢活动。

1）棉垫衬于患者两膝。

2）约束带横放在两膝上，宽带下的两头带分别固定一侧膝关节。

3）宽带两端系于床架上。

5. 评价

（1）患者及其家属了解使用保护具的目的，理解并配合操作。

（2）患者安全、舒适，无相关并发症的发生。

6. 健康教育

（1）告知患者在使用约束具过程中，不要自行用力挣扎或摩擦约束带，以免人为造成局部的缺血和损伤。如有不适，随时与医护人员沟通。

（2）告知患者或其家属在约束具使用过程中，护士会定时观察约束具松紧度和局部血液循环情况，避免被约束部位发生血液循环障碍或皮肤破损。

7. 注意事项

（1）严格掌握约束具的使用指征，使用前由医师下达书面医嘱，与患者及其家属签署知情同意书。

（2）约束带下放棉垫，固定松紧适度，每小时观察受约束部位的血液循环情况，2 小时放松约束带 1 次，保持肢体及关节处于功能位，必要时进行局部按摩，促进血液循环。

（3）将呼叫对讲器放在患者可触及的地方，确保患者能随时与医护人员联系。

（4）记录约束的原因、目的、时间、约束部位、每次观察的结果、护理措施和解除约束的时间等，操作者签名。

（二）保护性约束并发症

1. 患者及其家属焦虑、紧张、恐惧

（1）临床表现

1）患者极不配合，吵闹反抗，挣扎抗拒约束。

2）家属表示不理解，责备医护人员，甚至自行松解约束。

（2）预防措施

1）约束前向患者及其家属做好知情同意及解释工作，告知患者及其家属约束的目的是为了保护患者，取得患者及其家属的配合。

2）严格执行约束的相关制度，实施约束时应态度和蔼。

（3）处理措施

1）评估患者及其家属的心理状态与合作程度，及时予以解释，尽量争取患者及家属的理解与配合。

2）约束后要及时做好患者及其家属的安抚工作，评估患者病情，及时松解约束。

3）必要时由医生协助解释工作或遵医嘱使用药物稳定患者情绪。

2. 皮肤擦伤

（1）临床表现：约束部位（尤其是手腕、足踝、腋下等部位）皮肤出现刮擦、发红、破溃。

（2）预防措施

1）约束前尽量做好患者的解释工作，争取患者的配合，避免挣扎。

2）在约束部位垫一定厚度的软棉布。

3）注意约束的松紧度，尽量减少被约束肢体的活动度。

（3）处理措施

1）根据患者病情，尽早松解约束。

2）告知患者勿抓、挠。对于皮肤擦伤部位，用 0.5% 聚维酮碘溶液外涂，保持局部的清洁干燥。

3）若发生溃烂、破损，则换药处理。

3. 关节脱位或骨折

（1）临床表现

1）肌皮神经损伤：肱二头肌萎缩，肘关节屈曲受限。

2）肘正中神经损伤：前臂不能旋前，屈腕力减弱，拇指、示指及中指不能屈，拇指不能做对掌运动；拇指、示指、中指远节感觉障碍最明显；鱼际肌萎缩，手掌变平坦，形成"猿手"。

3）尺神经损伤：屈腕力弱，环指和小指的远节不能屈；小鱼际肌萎缩变平坦，拇指不能内收；骨间肌萎缩，掌骨间出现深沟，各指不能相互靠拢；各掌指关节过伸，第 4、5 指的指间关节弯曲，形成"爪形手"，手掌、手背内侧缘感觉丧失。

4）桡神经损伤：前臂伸肌瘫痪，不能伸腕、伸指，抬前臂时呈"垂腕"征；感觉障碍以第 1、2 掌骨间隙背面的"虎口区"皮肤最为明显。

5）腋神经损伤：三角肌瘫痪，肩关节外展幅度变小或不能外展，三角肌区皮肤感觉障碍；若三角肌萎缩，肩部失去圆隆外观，肩峰突出，形成"方肩"畸形。

6）胸长神经损伤：前锯肌瘫痪，表现为"翼状肩"，上肢抬举困难，不能做梳头动作。

7）胸背神经损伤：不能做背手动作。

（2）预防措施

1）约束前向患者告知，尽量争取患者配合，避免用力挣扎牵拉。

2）掌握正确的约束方法，避免用力过猛，肢体约束于功能位。

3）评估患者病情，及时松解约束，尽量避免长时间约束患者。

4）需长时间约束者，定期松解、活动肢体。

（3）处理措施

1）理疗，如电刺激疗法、红外线、磁疗等。

2）功能锻炼，并可配合针灸、按摩、推拿等。

3）应用神经营养药物，如维生素 B_1、维生素 B_6、维生素 B_{12}、复合维生素 B 等。

4）及时观察患者病情变化，记录功能恢复情况。

5）不断评价治疗与护理的效果，为进一步处置提供依据。

4. 肢体血液回流障碍

（1）临床表现：约束部位以下皮肤发绀、肿胀，感觉麻木、疼痛，严重者发生坏死。

（2）预防措施

1）约束时用多层软棉布衬垫。

2）约束后多巡视患者约束的松紧情况，避免因患者过度挣扎而致约束过紧。

3）评估患者病情，及时松解约束，尽量避免长时间约束患者。

4）需长时间约束者，定期松解、活动肢体。

（3）处理措施

1）立即松解约束，活动肢体，以促进血液回流。

2）用 50%硫酸镁溶液湿热敷肿胀部位。

3）局部按摩、理疗等。

4）发生局部组织坏死者请外科医生协助处理。

5）密切观察，记录病变部位皮肤情况。

6）不断评价治疗与护理的效果，为进一步处置提供依据。

5. 压力性损伤

（1）临床表现：受压部位皮肤压红、疼痛甚至破溃。

（2）预防措施

1）约束时用多层软棉布衬垫。

2）评估患者病情，及时松解约束，尽量避免长时间约束患者。

3）需长时间约束者，定期松解、活动肢体，变换约束体位与约束方法，按摩受压部位。

4）保持皮肤及床单位清洁干燥。

（3）处理措施

1）松解约束或更换约束部位与方法。

2）皮肤未破损的受压部位进行预防性保护。

3）皮肤破损者换药处理。

6. 疼痛

（1）临床表现：患者自觉约束部位或制动肢体疼痛，甚至感觉全身疼痛，松解后不能活动自如。

（2）预防措施

1）做好解释与安抚工作，使患者从心理上接受保护性约束。

2）避免长时间约束患者。

3）避免约束过紧。

（3）处理措施

1）了解疼痛原因，评估疼痛程度及是否存在关节脱位或骨折等严重并发症。

若有关节脱位或骨折，应立即告知医生，对症处理。

2）松解约束后，在医护人员指导下逐步活动肢体，以免产生剧烈疼痛。

第五节　血液透析管路滑脱

【案例】

患者李某，女性，77 岁，诊断为急性肾损伤、肺炎、哮喘，一级护理。6 月 15 日 09：30 行右颈内不带涤纶套无隧道式血液透析导管置入术并妥善固定导管。6 月 16 日 08：35 行床旁血液透析治疗，护士将导管用止血钳固定在患者被子上，09：48 患者自感闷热揭被子时不慎将血液透析导管拉出。护士立即按压止血，呼叫医生，安慰患者。另一护士迅速用内瘘针开放外周静脉通路，将体外循环的血液回入体内；止血后医生查看透析导管穿刺处，无渗血及肿胀、淤血，严格消毒后妥善包扎。

【解析】

（一）原因分析

1. 护士因素

（1）导管固定错误：透析导管固定在被子上，被子位置改变时牵拉导管造成移位滑脱。

（2）责任护士对管路滑脱风险评估未落实：该患者为管路滑脱的高危人群，缺乏管路滑脱风险的预见性，护理操作过程中未及时关注和询问患者的需求并给予帮助解决。

（3）安全宣教不充分：对患者宣教内容不全面，未反复强调导管滑脱的危险性和可致脱管的行为，未引起患者的重视。

2. 患者因素　患者对导管滑脱的防范维护意识不足，未能正确认识透析导管的重要性、导管滑脱的危险性，不能及时与护士沟通、表达自身感受、寻求帮助。

3. 管理因素

（1）护理人员未按规范进行管路固定，专业知识及技能掌握不扎实。

（2）护士长缺乏监管，对于高龄、留置管路、特殊治疗的重点患者工作落实情况未给予及时检查。

（3）护理人员对管路滑脱危险因素认识不足，导管固定错误，对患者的宣教缺乏针对性。

（二）改进方案

1. 加强护理人员培训，提高管路安全管理能力

（1）规范管路风险评估：依据住院患者管路滑脱风险评估表，按规定对留置导管患者及时进行管路评估，并根据管路滑脱风险等级定期进行护理，认真筛查高危患者，对于高龄、躁动、疼痛耐受力差、依从性差、有脱管史的患者要进行针对性护理干预。

（2）定期组织透析导管相关知识培训考核：重点加强对年轻护士及血液净化治疗护士透析导管固定和维护技能的培训，组织专题讨论，对高危患者采取有效的预见性干预，减少管路滑脱的发生率。

（3）组织学习管路滑脱的紧急处理措施，尽可能将伤害降至最小。

2. 密切观察患者，加强与患者沟通交流　床旁透析治疗过程中，护士应密切观察患者的生命体征、管路固定在位情况、穿刺部位情况，还应特别关注患者的需求，主动询问了解患者感觉，及时发现不适，并采取措施帮助解决。

3. 加强对患者安全教育　用通俗易懂的语言讲解导管滑脱的危害，提高患者的重视程度和自我防护能力。

【延伸知识】

（一）住院患者管路滑脱风险评估表

住院患者管路滑脱风险评估表见表2-2。

表 2-2　住院患者管路滑脱风险评估表

科室：　　　　姓名：　　　　性别：　　　年龄：　　　ID 号：

诊断：

项目		危险分数	评估日期				
年龄	7～70 岁	1					
	≤6 岁	2					
	≥70 岁	2					
意识	清醒、嗜睡、昏迷	1					
	谵妄、意识模糊	2					
	躁动、定向力差	3					
活动	不能自主活动	1					
	可自主活动	2					
	术后 3 天内	3					
沟通	能理解，配合治疗	1					
	不能理解，但配合	2					
	依从性差，不配合	3					

续表

项目		危险分数	评估日期			
疼痛	可耐受	1				
	难以耐受	3				
管道种类	尿管	1				
	胃管	1				
	外周静脉导管	1				
	中心静脉置管	2				
	术区引流管	2				
	气管插管/气管切开	2				
评分						
护士签名						

资料来源：中国人民解放军总医院第六医学中心临床护理记录系统。

评估频次：Ⅰ度风险 1 次/周；Ⅱ度风险 1 次/天；Ⅲ度风险 1 次/班；患者转科或有病情变化时评估 1 次。

（二）透析用中心静脉留置导管滑脱的应急预案

透析用中心静脉留置导管包括颈内静脉置管、锁骨下静脉置管、股静脉置管，又分带涤纶套（带卡夫）隧道式和不带涤纶套（不带卡夫）无隧道式两种方式。

1. 发生原因　导管缝线脱落、皮下组织太过松弛、导管未与隧道融合、卡夫距离导管出口太近。

2. 临床表现　导管不全滑脱，导管末端尚在体内；导管完全滑脱，与身体分离，出口处出血，出血量大可伴随失血症状。

3. 预防措施

（1）不带涤纶套无隧道式导管每次透析时检查固定的缝线是否脱开，如有松动，及时缝合固定。

（2）指导患者正确穿脱衣裤，不可抓挠导管口周围，做好生活护理指导。

（3）带卡夫透析导管的卡夫位置要合适，不可距出口太近，等隧道愈合再拆除固定的缝线，每次透析时检查卡夫的位置，如有脱出及时汇报处理。

4. 处理方法　导管不全滑脱，报告医生，酌情是否原位无菌处理后固定或拔管重置。导管完全滑脱的处理分下述两种情况。

（1）透析中导管滑脱

1）立即停止血泵并沿血管走行按压止血，通知医生，处理伤口的同时安慰患者，消除其紧张情绪。

2）立即边测血压、脉搏，边用内瘘针开放一条外周静脉通路，将体外循环的血液回入体内，评估失血量、备血。

3）止血后穿刺点给予无菌敷料覆盖固定，预防感染。

4）根据需要选择时机重新置入新的导管。

（2）非透析中导管脱落

1）如在医院外非透析时间发生导管滑脱，患者或其家属需立即用手掌顺着血管走行压住静脉，进行止血。

2）立即电话通知透析室，来院处理，根据实际情况呼叫救护车，透析室做好应急准备工作。

3）到院后进行伤口处理，监测生命体征，评估失血量、备血。止血后，无菌敷料覆盖固定穿刺点，预防感染。

4）根据需要选择时机重新置入新的导管。

（三）中心静脉置管规范化流程

1. 置管前询问置管史（导管类型、部位、次数及留置时间），是否有留置起搏器、PICC 等。查体观察颈部有无肿物，有无胸壁静脉曲张及肢体肿胀等。

2. 询问当天是否应用抗凝血药，待血常规、凝血、血型结果回报后再行置管。

3. 术前签署"中心静脉置管知情同意书"，逐条交代置管风险。

4. 穿刺前超声评估穿刺静脉（直径、深浅、与动脉的解剖位置）。

5. 所有类型的中心静脉置管均需穿无菌手术衣操作。

6. 置管穿刺全程均要求在超声实时引导下进行。

7. 穿刺静脉较细的情况下，可采用微穿针和导管鞘预穿刺。

8. 导管内预冲生理盐水。

9. 所有置管操作均需持续心电监护，置入导丝的过程中注意观察有无心律失常，关注血氧饱和度变化。

10. 导丝置入过程中应无任何阻力，如遇任何阻力不可强行推进，经调整无效时停止操作，更换穿刺部位或转 DSA 下操作。

11. 导丝置入后必须经超声确认导丝是否在静脉内。

12. 扩张器、撕脱壳、导管置入时保证导丝进出顺畅。置入过程中如遇任何阻力不可强行推进，经调整无效时更换穿刺部位或转 DSA 下操作。

13. 单次置管留置 3 个月以上或者有 2 次（含）以上置管史（不论留置时间）者，需结合超声表现并请示上级医师决定是否在 DSA 下进行操作；左侧颈内静脉置管、颈外静脉置管、留置时间大于 6 个月的导管更换，以及怀疑中心静脉存在狭窄的患者均要求在 DSA 下进行操作。

14. 导管置入后须经 X 线确认导管位置，颈部置管需摄胸部正侧位 X 线片。

15. 根据凝血化验结果及术中渗血情况选择当日封管方案（纯肝素、半纯肝素、10U/ml 肝素盐水、4%枸橼酸钠等）。

16. 置管后局部冷敷加压 2 小时。

17. 置管当日原则上不进行透析治疗，如确需透析治疗，则进行绝对无肝素透析或枸橼酸钠抗凝透析。

18. 长期留置导管拔除或更换时，原导管残端保留足够操作长度，并注意用止血钳紧紧固定导管。

第六节　胸腔闭式引流管滑脱

【案例】

患者刘某，女性，84 岁，肺癌晚期，左侧胸腔积液，行左侧胸腔闭式引流术，持续胸腔闭式引流。怀疑肺部感染，医嘱行胸部 CT 检查，护士与患者家属联合将患者搬至平车，家属不慎牵拉患者，导致导管脱出。医生立即捏紧脱管处皮肤，局部给予消毒、凡士林纱布无菌敷料覆盖，测血压 138/82mmHg，脉搏 85 次/分，呼吸 22 次/分，脉搏血氧饱和度 95%，经胸部 CT、胸部 B 超检查无特殊，患者无胸闷、憋气、呼吸困难等不适主诉。

【解析】

（一）原因分析

1. 管理因素

（1）管路安全管理存在漏洞：在搬动和转运等移动高危环节，未按照操作流程实施预见性干预。

（2）管路固定不牢：胸腔闭式引流管放置后进行皮肤缝合，缝线松动未能及时重新固定。

（3）引流管滑脱风险评估未落实：转运患者前，未按照住院患者转运流程进行相应的风险评估，缺乏管路滑脱防范意识。

（4）搬运置有胸腔闭式引流管患者时需要重点关注和保护，但护理人员和家属均有不同程度的疏忽，说明导管的安全在科室管理和认知教育上存在缺陷，对相关制度和防范措施落实不严，护士长疏于监管。

2. 护士因素

（1）护理人员未掌握搬运方法：搬运患者时，分工站位分配不合理，导致医护人员不能观察引流管的情况。

（2）搬运前护士未对胸腔闭式引流管进行有效保护，准备工作和防范意识不足。

3. **患者及其家属因素**　认知因素：在转运过程中家属对导管滑脱的防范维护意识不足，护士虽然在病房反复宣教管道滑脱风险，但患者及其家属未掌握胸腔闭式引流管维护相关知识，不了解在转运过程中配合的注意事项及预防胸腔闭式引流管脱出的措施。

（二）改进方案

1. 制订患者转运制度和流程，明确人员分工和职责。

2. 组织相关培训

（1）要求科室人员严格遵循住院患者转运制度规定进行培训，带管患者正确的搬运方法及妥善固定为重点内容。

（2）进行风险评估和重要性的认知培训。

3. 做好转运准备

（1）转运前，做好患者宣教工作，告知患者转运过程中的配合要点及注意事项；对患者全身情况进行综合评估，仔细检查各类管道的情况（包括引流、固定、存放位置高度等），妥善安置各类管道。

（2）协助患者摆放体位，可将床单、被褥等作为搬运工具。

（3 人员站位分工明确，医护共同协助搬运，发现异常立即报告医生并及时处理。

【延伸知识】

（一）平车运送技术

平车是用来转运卧床患者的运送工具，使用时应正确操作，保证患者安全和舒适。

1. **目的**　运送卧床患者入院、出院、外出检查、治疗和手术。

2. **评估**

（1）评估患者病情、体重、躯体活动能力和病损部位。

（2）评估患者意识、心理和合作程度。

（3）评估平车性能是否良好。

（4）评估地面是否干燥、平坦，以及室外温度。

3. **计划**

（1）护士准备：着装整洁，行手卫生。

（2）用物准备：平车 1 辆，棉被或毛毯 1 个，帆布中单 1 个，必要时备过床板。

（3）环境准备：移开障碍物，保证通道宽敞。

（4）携用物至患者床旁。

（5）识别患者，向患者及其家属解释平车转运的目的及过程，并取得同意。

4. 实施

（1）妥善安置患者身上的管道。

（2）根据气温情况将毛毯或盖被平铺于平车上，移开床旁桌椅，松开盖被。

1）挪动法：①嘱患者自行移至床边；②将平车推至床旁向床靠拢，制动；③协助患者按上半身、臀部、下肢的顺序向平车移动，卧于平车中间（彩图32）。

2）一人搬运法：①推平车至床尾，使平车头端与床尾成钝角，制动；②搬运者一手臂自患者腋下伸至肩部外侧，另一手臂伸至患者臀部，嘱患者双手交叉于搬运者颈部（彩图33）；③搬运者托起患者轻放在平车上。

3）二人搬运法：①推平车至床尾，使平车头端与床尾成钝角，制动；②搬运者甲、乙二人站在床边，将患者双手置于胸腹前，协助其移动至床缘；③甲一手臂托住患者头部、颈部、肩部，一手臂托住腰部；乙一手臂托住患者臀部，一手臂托住患者腘窝处；④二人同时托起患者，使其身体向护士倾斜，同时移步走向平车，轻放于平车上（彩图34）。

4）三人搬运法：①推平车至床尾，使平车头端与床尾成钝角，制动；②搬运者甲、乙、丙三人站在床边，将患者双手置胸腹前，协助移到床缘；③甲一手臂托住患者头部、颈部、肩部，另一手臂置胸、背部，乙一手臂托住患者腰部，另一手臂托住患者臀部，丙一手臂托住患者膝部，另一手臂托住患者小腿；④中间一人喊口令，三人同时托起患者使其身体向护士倾斜，同时移步向平车，轻放于平车上（彩图35）。

5）四人搬运法：①在患者腰、臀下铺帆布中单；②将平车推至床旁紧靠床缘，制动；③搬运者甲站于床头双手托住患者头部、颈部、肩部，乙站在床尾双手托住患者的两小腿，丙、丁分别站在床及平车的两侧，双手紧紧抓住帆布中单的四角；④由一人喊口令，四人同时用力抬起，将患者抬至平车中间轻轻放下（彩图36）。

6）过床板的使用：适用于体重较大、不能移动的患者，如骨折、术后麻醉患者。①平车紧贴病床，车与床平行同高，落差<10cm，将过床板放置于平车上（彩图37）；②搬运者甲将患者侧翻至90°，几乎与床垂直（彩图38）；③搬运者乙将过床板尽量多地塞到患者身下，将患者放平，患者平躺于过床板上（彩图39）；

④甲向前推、乙向近侧拉，合力将患者推（拉）至平车上（彩图 40）；⑤将患者由平车移至床上可采用相同的方法。

（3）将患者推（拉）至平车上。

（4）根据病情需要安置合适的卧位，天冷时用毛毯或棉被包裹患者。

（5）整理床单位，铺成暂空床。

（6）松闸、运送患者至指定地点。

（7）协助患者盖好被子，取舒适卧位，观察病情。整理床单位，平车放回原处，行手卫生。

5. 评价

（1）护患沟通有效，患者能够配合。

（2）护士动作规范、配合协调，遵循节力原理。

（3）搬运过程顺利、安全，无不适和意外发生。

6. 健康教育

（1）告知患者或其家属平车运送的目的。

（2）告知患者搬运过程中的配合方法及注意事项。

（3）告知患者搬运过程中如有不适，随时报告护理人员。

7. 注意事项

（1）意识不清或不能合作患者，在运送过程中应拉上平车护栏或系上安全带。

（2）推车时，车速适宜，保证安全、舒适。护士站于患者头侧，以便随时观察患者病情变化。

（3）搬运骨折患者时车上垫木板，固定骨折部位；有输液、引流者保持管路通畅。

（4）上、下坡时，患者头部保持在高位一端，以免引起不适。

（5）颈椎、脊柱损伤患者，平车上垫木板并将骨折部位固定稳妥，搬运时保持头颈处于中立位，头颈两侧用衣物固定并沿身体纵轴向上略加牵引颈部或用双手托起头部，慢慢移至平车中央。

（二）住院患者转运流程

住院患者转运流程见图 2-1。

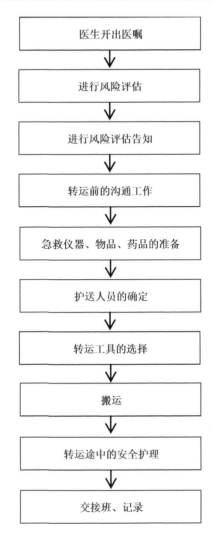

图 2-1　住院患者转运流程

第七节　尿管脱出

【案例】

患者刘某，女性，81 岁，诊断为脑梗死、低钠血症，一级护理。留置导尿管，护士巡视病房时发现患者尿管自行脱出，查看尿道口无红肿、无出血，报告医生，经查当日责任护士安排实习护生为患者进行膀胱冲洗，膀胱冲洗管路误接至尿管气囊接口，扎破气囊导致尿管脱出。

【解析】

（一）原因分析

1. 护士因素

（1）带教护士违反实习生带教规章制度，安排实习护生单独进行护理操作，未做到"放手不放眼"。

（2）实习护生不了解导尿管的结构、膀胱冲洗流程及注意事项，未进行专科培训。

2. 实习护生因素

（1）实习护生违反《实习生守则》，不具备护士执业资格的情况下，独立进行护理操作。

（2）实习护生不掌握膀胱冲洗技术操作，未及时向带教老师反馈并请老师给予实践指导。

（二）改进措施

1. 规范带教管理

（1）严格落实带教制度，根据临床带教认证准入标准遴选临床护理带教老师，定期组织培训考核，熟练掌握护理实习生带教大纲内容，按目标计划有序落实。

（2）提高带教护士教学能力，专人带教，通过示范、讲解、答疑多种模式解答实习护生学习中的难点和要点，注重护生实践能力的提升。

（3）加强带教护士责任心，认真监督实习护生各项操作考核，切实做到"放手不放眼"，杜绝差错事故的发生，对所带护生承担的工作切实负责，特别是涉及安全医疗护理的事宜应负全部责任。

（4）建立双向反馈和考核机制，实习结束前进行面对面座谈和背对背评价，按照管理层级确认结果并存档。

2. 严格实习生管理

（1）严格遵守实习生守则和制度，在带教老师指导下进行操作，对不熟悉的知识及技术主动提问，不可擅自尝试操作。

（2）加强实习生责任心，工作时严肃认真，注意力集中，杜绝差错事故发生。

（3）加强科室实习生培训，理论联系实际，鼓励利用课余时间查阅资料扩展相关知识内容。

【延伸知识】

（一）带教制度

1. 护理部将护生实习列入议事日程，每年制订临床教学计划，并指派副主任护师负责此项工作。

2. 实习生进入医院实习上岗前，护理部对护生进行岗前教育，向护生介绍有关医院情况、医院制度及劳动纪律，安排护生进入相关科室。

3. 护生由获得临床带教认证准入标准的护士进行一对一带教。

4. 护士长加强实习带教规章制度管理，认真落实实习计划。

5. 带教护士对实习护生要严格要求、严格管理、严格训练，尽力帮助学生完成实习计划。

6. 带教护士除对护生进行临床带教、示范和讲解外，还应组织护理查房、小讲课等。

7. 定期召开实习护生讲评会及座谈会，不断改进带教工作。

8. 实习结束，科室带教组长对护生进行护理理论知识及操作技术考试，由护士长及带教老师根据实习护生本人表现写出实习鉴定。

（二）临床护理带教制度

1. 从事本院临床护理工作两年以上、大专以上学历、护师以上职称的护理人员可以成为临床护理带教老师。

2. 带教老师应热爱护士专业，热爱带教工作，把带教作为光荣的使命，服从科室护士长对带教的工作安排。

3. 带教老师应严格要求自己，遵守医院各项规章制度，保持良好的护士素质，以身作则，工作认真负责，有奉献敬业精神，给实习生树立榜样。

4. 重视实习生职业道德教育及专业思想引导，严格要求实习生遵守医院的各项实习规章制度，关心实习生的思想和生活。

5. 带教老师应熟练掌握教育大纲内容，按周目标、计划完成教育大纲，有计划地做好带教工作。

6. 重视和加强对实习生的能力培养，培养实习生独立思考、独立工作、应急能力和综合分析能力。平时实习中进行手把手带教，通过示范、讲解、答疑，解决实习中的难点和要点，提高理论与实践相结合的水平。

7. 指导实习生进行中医、西医护理技术操作和护理体验，并为实习生修改护理病历和各种文件书写，教会学生运用护理程序对患者实施整体护理。

8. 加强安全医疗教育，教育实习生要严格执行查对制度，并做到"放手不放眼"，杜绝差错事故的发生。对所带学生承担的工作切实负责，特别是涉及安全医疗的事宜应负全部责任。

9. 服从护理部的带教安排，配合医院总带教老师对实习生进行各项教育活动。

10. 出科时给予实习生公正的评分和评价。

（三）实习生管理制度

1. 实习生必须严格遵守《实习生守则》，做到医德良好、救死扶伤、医风严谨、工作勤奋、虚心好学、遵纪守法、服从医院管理及安排。

2. 实习生必须仪表端庄，衣帽整齐，不穿响底鞋，不戴首饰及耳环，不化浓妆。

3. 树立全心全意为人民服务的医学职业道德，以患者为中心，对患者有爱心、耐心和责任心。

4. 正确处理好与患者和医护人员的关系，严禁接受患者财物，违反职业道德规定或有违纪行为按医院规定处理，并停止实习。

5. 严格遵守操作规程和查对制度，在带教老师指导下操作，工作时严肃认真，注意力集中，杜绝差错事故发生。

6. 加强组织纪律性，实习生请假必须以书面形式请假，病假必须持有医院疾病证明书，经校方、护士长和护理部同意方可，擅自不上班者，按旷工处理。

7. 实习期间不准喝酒闹事，严禁打架斗殴，严禁赌博吸毒，注意个人安全，防止意外事故发生。

8. 实习结束，由各科带教组长组织出科考试，护士长或带教老师对实习表现写出鉴定。

（四）膀胱冲洗术

膀胱冲洗术是指通过导尿管，将无菌溶液注入膀胱内，利用虹吸原理将注入的液体引流出来的方法。

1. 目的

（1）去除膀胱内的血凝块、黏液及沉淀物等，预防感染。

（2）对留置导尿管的患者，保持尿液引流通畅，防止尿管阻塞。

（3）治疗尿路感染及某些膀胱疾病，如膀胱炎和膀胱肿瘤等。

2. 评估

（1）评估患者生命体征及是否适合实施膀胱冲洗术。

（2）评估患者意识、心理及配合程度。

3. 计划

（1）护士准备：着装整洁，行手卫生，戴口罩。

（2）用物准备：复合碘医用消毒棉签 1 包、输液调节器 1 个、启瓶器 1 个、网套 1 个、输液架 1 个、血管钳 1 个、弯盘 1 个、一次性尿垫 1 个、污物罐 1 个、手消毒液 1 瓶。

（3）常用冲洗溶液：0.02%呋喃西林注射液、0.9%氯化钠注射液、3%硼酸液等。

（4）环境准备：调室温，酌情使用屏风遮挡。

（5）核对医嘱，携用物至患者床旁。

（6）识别患者，向患者及其家属解释膀胱冲洗术的目的及过程，并取得同意。

4. 实施

（1）用启瓶器启开冲洗液瓶铝盖，复合碘医用消毒棉签消毒。

（2）连接输液器，排气后备用。

（3）一次性尿垫置于尿管下，复合碘医用消毒棉签消毒三腔导尿管未连接引流袋的一端，连接输液器末端（彩图41）。

（4）夹闭引流管，打开输液器调节阀，使冲洗液滴入膀胱（彩图42）。

（5）待患者有尿意或滴入冲洗液200～300ml后，关闭输液器调节阀，开放引流管，将冲洗液全部引流出来。

（6）按需要反复冲洗。

（7）协助患者取舒适卧位，整理床单位。

（8）整理用物，行手卫生，记录膀胱冲洗时间、冲洗液种类、冲洗量。

5. 评价

（1）操作正确、熟练，遵循无菌原则。

（2）操作中注意关心和保护患者。

6. 健康教育

（1）告知患者及其家属膀胱冲洗的目的和护理方法。

（2）告知患者每天饮水量应维持在2000ml左右，以达到自然冲洗尿道的作用，减少尿道感染的机会。

7. 注意事项

（1）避免用力回抽造成黏膜损伤。

（2）若引流的液体量少于注入的液体量，应考虑是否有阻塞发生，可增加冲洗次数或更换导尿管。

（3）冲洗时嘱患者深呼吸，尽量放松，以减少疼痛。

（4）冲洗速度不宜过快，以免引起患者强烈尿意，迫使冲洗液从导尿管侧面溢出。

（5）冲洗过程中询问患者感受，观察患者的反应，以及引流液的性状，若患者出现腹胀、腹痛、膀胱剧烈收缩或出血较多、血压下降等情况，应暂停冲洗并告知医生。

（五）尿管脱出应急处理流程

尿管脱出应急处理流程见图 2-2。

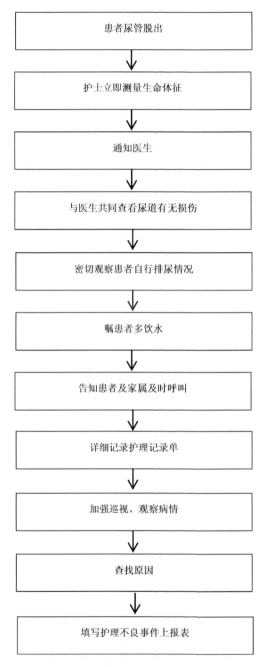

图 2-2　尿管脱出应急处理流程

第八节　PICC 导管滑脱

【案例】

患者张某，男性，76 岁，诊断为右肺鳞状细胞癌，一级护理。身高 170cm，体重 87kg，由于外周静脉条件差，于 6 月 29 日在超声引导下行 PICC 导管置管术，置管顺利，置入深度 39cm，胸部 X 线片示 PICC 导管头端位于第 6 肋下。17：00 交班时未对该 PICC 管道进行交接班，当晚 22：00 护士巡视病房发现 PICC 导管自行脱出，导管完整无破损，网状绷带脱落，加压止血绷带被撤除，固定导管敷料卷边，给予伤口加压包扎并报告医生，遵医嘱继续观察病情变化。经查患者穿刺点附近瘙痒，即撤除加压止血绷带和网状绷带，抓挠穿刺点附近，导致 PICC 导管敷料卷边和松动，夏季天气炎热，患者出汗后导管滑脱。

【解析】

（一）原因分析

1. 护士因素

（1）未严格执行交接班制度：责任护士未与夜班护士交接新置管患者管路情况，导致夜班护士疏于观察。

（2）等级护理制度未落实：一级护理要求每小时巡视，护士未及时发现患者异常情况。

（3）导管安全告知不充分：患者对 PICC 导管滑脱危险性认识不足，不了解导管留置期间的注意事项和维护等相关知识，遵医行为较低，安全措施落实不到位。

2. 患者因素

（1）家属及其患者相关知识缺乏，对导管固定的重视度不够，PICC 导管敷料覆盖区域瘙痒，未及时告知医护人员，而是自行撤除加压止血绷带和网状绷带，是导致 PICC 导管滑脱的直接因素。

（2）天气炎热，患者多汗，是导致 PICC 导管滑脱的重要因素。

（二）改进措施

1. 严格执行交接班制度，对重点患者进行床旁交接班。

2. 增强陪护人员相关知识教育，强化安全隐患防范意识，充分了解患者需求，及时解除危险因素。发放导管维护手册，教会患者及其陪护人员维护方法。

3. 细化导管维护环节的质量控制。

【延伸知识】

(一)PICC 维护操作技术

1. 维护时间　正常情况下至少每 7 天维护 1 次。

2. 维护内容　更换输液接头、冲洗导管、更换透明敷料。

3. 物品准备

(1)治疗车上层(彩图 43):护理移动信息系统(PDA)、PICC 导管换药包、思乐扣、无针输液接头、生理盐水、10ml(20ml)注射器、无菌纱布、无菌棉签、75%乙醇溶液、免洗手消毒液、治疗盘、污物罐、锐器盒、签字笔。

(2)治疗车下层:生活垃圾桶、医疗垃圾桶。

4. 步骤

(1)洗手,戴口罩。

(2)查对:双人查对医嘱、检查无菌物品完整性及有效期;查对姓名、腕带信息,解释操作目的,查看 PICC 导管维护手册。

(3)评估

1)穿刺点有无红肿、渗血、渗液。

2)敷料贴服情况。

3)测量肘窝(肘横纹)上方 10cm 处臂围(彩图 44)。

(4)更换接头

1)洗手后戴手套(彩图 45)。

2)打开换药包,放垫巾(彩图 46)。揭开固定输液接头的胶布(如有胶痕给予清除)。

3)洗手。

4)抽取 10ml 生理盐水(彩图 47)。

5)预冲接头备用。

6)放入无菌纱布。

7)取出酒精棉片。

8)消毒路厄式接头(彩图 48),紧密连接新接头。

9)缓慢回抽,见回血,脉冲式正压封管(彩图 49),洗手。

(5)更换透明敷料

1)去除旧敷料:0°平拉敷料边缘(彩图 50),自导管末端向穿刺点、从远心端向近心端 180°去除原有敷料;再次评估穿刺点及体外导管长度;洗手,放入思乐扣;酒精棉签浸润思乐扣背胶;洗手,戴无菌手套,卸除思乐扣。

2)消毒

①酒精消毒(彩图 51):无菌纱布包裹输液接头并提起导管,避开穿刺点 1cm

处，以穿刺点为中心，顺时针和逆时针交替去脂、消毒周围皮肤 3 次，直径 15cm。

②氯己定消毒（彩图 52）：以穿刺点为中心，顺时针和逆时针翻转导管交替消毒皮肤、导管及固定翼 3 次，直径≥15cm。

（6）安装思乐扣（彩图 53）

1）调整导管位置，以"L"或"U"形合理调整导管位置；涂抹皮肤保护剂，待干 15 秒。

2）安装思乐扣。

3）除去背胶纸，贴于皮肤。

（7）粘贴敷料

1）以穿刺点为中心粘贴。

2）无张力放置透明敷料，完全覆盖思乐扣（彩图 54）。

3）塑形，抚平，移除边框并按压。

4）无菌胶带固定（彩图 55）。

（8）整理用物，洗手。

（9）交代注意事项，填写 PICC 导管维护记录单

1）操作流程正确、熟练、动作准确。

2）固定接头。

3）标注维护时间、操作者及导管长度。

5. 操作要点

（1）严格遵循操作原则。

（2）冲管的注意事项：禁止使用小于 10ml 的注射器冲管，以免压力过大损伤导管，要采用脉冲式正压封管。

（3）正压封管定义：注射器剩余最后 0.5～1ml 的生理盐水时，边推注边分离注射器，保证注射器乳头为出水状态，即为正压封管。

（4）输液接头更换时机：除每 7 天更换敷料时更换接头外，在以下情况也需要及时更换。①由于任何原因从原装置上移除时；②从导管里抽取血液培养样本之前；③发现接头中有血液或残留物；④存在污染时。

（5）无菌透明敷料更换时机：置管后 24 小时更换敷料 1 次，之后 7 天更换1 次。若穿刺部位发生渗液、渗血及敷料发生松动和污染等完整性受损时应及时更换敷料。

（6）导管相关性静脉血栓形成的处理原则

1）可疑导管相关性静脉血栓形成时，应抬高患肢并制动（不应热敷、按摩、压迫），立即通知医生对症处理并记录。

2）应观察置管侧肢体、肩部、颈部及胸部情况，如肿胀、疼痛、皮肤温度及颜色、出血倾向及功能活动等。

（7）测量臂围的作用：观察术侧手臂有无肿胀，测量数值与维护手册相比较，若发生肿胀，提示有血栓形成的风险，通知医生，进行进一步检查。

（二）PICC 维护流程

PICC 维护流程见彩图 56。

（三）PICC 并发静脉炎的处理措施

1. 细菌性静脉炎

（1）预防措施：严格无菌操作。操作前应嘱患者先清洁皮肤，操作中彻底消毒，穿刺后 24 小时应更换敷料，正确冲管、封管。

（2）处理措施：通知医生行血液培养，若有脓液应取脓性液体进行细菌培养，若症状持续应拔除导管。

2. 机械性静脉炎

（1）预防措施：首选贵要静脉，提高静脉穿刺技术，充分冲洗手套，缓慢匀速送管，用与血管匹配型号的导管。

（2）处理措施：抬高患肢，局部湿热敷，超短波理疗，中药治疗，局部外涂喜辽妥软膏，使用水胶体敷料。

3. 血栓性静脉炎

（1）预防措施：严格掌握 PICC 的适应证和禁忌证，提高静脉穿刺技术，尽量一次成功，避免反复穿刺对血管内膜造成损伤。

（2）处理措施：卧床休息 1～2 周，应用抗凝血药，必要时可以使用尿激酶溶栓。

（四）PICC 管路堵塞的处理措施

1. PICC 管路堵塞的标准

（1）通畅：能抽回血且输液顺利，液体经中心静脉导管的重力滴速能达到 80 滴/分（与导管的型号有关）。

（2）部分堵塞：能够输入液体但输液速度减慢，不能抽出回血。

（3）完全堵塞：既不能输入液体，也不能抽出回血。

2. PICC 管路堵塞的分类和原因

（1）血栓性堵管

1）冲管不到位：未做到正压封管。

2）冲管不及时：血液制品、高浓度药物输注后未冲管，化疗药物持续泵入未按要求定时冲管，经导管采血后未及时冲管，带管回家时冲管不及时。

3）上腔静脉压力过高：如咳嗽、排便时。

4）导管移位：尖端位置过浅等。

（2）药物性堵管

1）输注配伍禁忌药物，形成结晶，堵塞管腔。

2）药物的浓度过高产生结晶（如甘露醇）。

3）肠外营养性药物的乳化剂沉淀。

4）血液制品冲管不完全堵塞管腔。

（3）机械性堵管

1）敷贴过紧压迫导管、导管体外打折或摆放不正确。

2）静脉瓣、静脉的痉挛。

3）输入低温液体等。

3. PICC 管路堵塞的预防

（1）加强培训，执行统一标准。

（2）两种药物之间脉冲式冲管（10～20ml）。

（3）正压封管。

（4）加强输液巡视，避免导管折叠和扭曲。

（5）规范固定导管，避免形成角度。

（6）导管尖端定位准确。

（7）使用精密输液器，增加输液安全性。

（8）做好健康教育，加强患者的依从性。

4. PICC 管路堵塞的处理

（1）不完全堵塞

1）表现：输液速度减慢，但是仍可入液。

2）处理：速度减慢的初期及时用生理盐水脉冲式冲管，若脉冲式冲管无法缓解，用 5000U/ml 尿激酶，注入 1ml，保留 20 分钟，回抽，然后立即用 20ml 生理盐水脉冲式冲管。

（2）完全堵塞：负压方式再通，即利用三通管将尿激酶吸进导管，保留 5 分钟后回吸可见回血，如果不成功可于 30 分钟内按每 5 分钟回吸一次，第二个 30 分钟内按同样方法操作一次。保留至少 4 小时，推荐 24～48 小时。

（五）PICC 导管感染

1. 感染原因

（1）内源性因素：患者免疫功能受损、高龄、大剂量促红素、贫血、低蛋白、糖尿病、外周动脉粥样硬化、近期住院史、手术史、甲状旁腺疾病和尿毒症毒素的蓄积共同导致的中性粒细胞功能下降等。

（2）外源性因素：皮肤屏障功能破坏、输入受污染的液体或微粒、护士的穿刺技术、无菌技术、导管维护技术都可能导致导管相关性感染。

1）皮肤屏障功能破坏：PICC 插管为侵入性操作，皮肤的天然保护屏障被破坏。如无菌操作不严，易将细菌在操作过程中带入血液循环，且由于导管长期留置，易成为细菌感染的通道。

2）输入受污染的液体：由于中高浓度的葡萄糖、氨基酸、脂肪乳等是细菌的良好培养基，若不慎将被污染的药液经 PICC 导管输入，细菌就会停留于导管内并生长繁殖。

3）输液微粒污染：输液、药物配制过程中的多次加药及穿刺均会带入微粒，输液环境中的细小微粒也可能进入药液。

4）操作技术：穿刺次数与感染的发生呈正相关，反复穿刺可增加感染概率。

2. 处理方法

（1）导管相关性局部感染的处理：穿刺处出现红、肿、热、痛时，首先要抬高患肢并制动，用25%硫酸镁溶液湿热敷 4～6 次/天，每次 20～30 分钟；如穿刺处出现分泌物增多或脓性分泌物时，对分泌物进行细菌培养。

（2）导管相关性血流感染的处理：如患者突然出现不明原因的发热、寒战，且临床查不出其他的原因，应考虑导管血行感染，果断拔管用无菌剪刀剪下导管前端 1～2cm 做细菌培养，同时抽取静脉血样 8～10ml 做血培养，为抗生素的选择提供依据。

（六）PICC 穿刺点局部并发症

1. 穿刺点渗血及渗液

（1）预防措施：穿刺当天嘱患者穿刺侧肢体少活动；抬高穿刺侧肢体。

（2）处理措施：加压包扎止血；局部使用止血药；必要时使用弹力绷带；若患者为低蛋白血症应适量补充血清蛋白。

2. 穿刺点感染　穿刺处出现红、肿、热、痛，严重时可见脓性分泌物。

处理措施：加强换药，局部可用碘伏湿敷，局部涂喜辽妥软膏；必要时行细菌培养。

3. 穿刺侧肢体肿胀

（1）肿胀原因

1）包扎过紧；导管影响静脉回流；患者怕导管脱出不敢活动肢体。

处理措施：抬高穿刺侧肢体；嘱患者适当活动肢体。

2）导管堵塞症状：滴速减慢，抽回血缓慢，有阻力。

处理措施：调整导管位置，使用尿激酶溶栓。

3）过敏性皮炎：过敏性皮炎是由过敏原引起的皮肤病，主要是指人体接触到某些过敏原而引起皮肤红肿、发痒、风团、脱皮等皮肤病症。具体的过敏原可以分为接触过敏原、吸入过敏原、食入过敏原和注射入过敏原四类。接触性皮炎的范围通常与接触物大体一致，境界较清楚。接触物的性质、浓度、接触方式及个体反应性不同，皮炎的形态、范围及严重程度也不尽相同。轻者表现为红斑，轻度水肿，或针尖大小密集丘疹；重者红斑肿胀明显，其上可见多发丘疹、水疱甚至大疱，水疱破裂后出现糜烂、渗出或结痂，严重时出现皮肤坏死、溃疡等。患者自觉症状多为瘙痒、灼热、胀痛，严重者可出现全身反应，如发热、畏寒、头痛、恶心等。

处理措施：首先分析患者是由哪种原因引起过敏，如消毒液、导管、贴膜或食物等，然后再对症处理，必要时使用抗过敏药物。

4）血栓形成：穿刺侧肢体疼痛，明显肿胀，皮温及颜色异常。

处理措施：抗凝血药治疗，必要时给予拔除导管。

（2）肿胀处理：对症处理。穿刺后可使用纱布或弹力绷带进行松紧适宜的固定，加强健康宣教，指导患者适当活动肢体，避免肿胀肢体受压，可适当垫物抬高促进静脉回流。由导管堵塞或血栓形成造成肢体肿胀遵医嘱配合治疗。皮炎症状严重时，按规定流程申请静脉治疗会诊、皮肤科会诊和上报不良事件。

第 3 章

查对不严引起的不良事件

第一节　医嘱错误

【案例】

患儿彭某，女性，1 岁，诊断为支气管炎。7 月 11 日门诊输液治疗，医嘱予生理盐水 10ml+注射用头孢唑肟钠 0.5g 肌内注射，2 次/日×3 天，责任护士张某发现医嘱错误并告知医生，医生口头更改医嘱为生理盐水 2ml+头孢唑肟钠 0.5g 肌内注射 2 次/日×3 天，未在注射单上更改及签名。7 月 12 日护士刘某发现医嘱剂量有误，立即告知医生并要求更正，有效避免了一起不良事件的发生。

【解析】

（一）原因分析

1. 医生因素

（1）下达医嘱不规范：除抢救情况，护士不执行口头医嘱。

（2）医生下达医嘱后未与护士进行查对交接。

（3）作废医嘱，应用红笔签署"作废"二字，并用红笔签名。

2. 护士因素

（1）发现医嘱有误时，未让医生按规定及时更正错误医嘱。

（2）护士张某违规执行口头医嘱。

（3）护士发现问题后未及时上报。

（二）改进方案

1. 在科室层面展开分析，医护充分沟通，医生开具医嘱应遵循正确流程并认真核对，除抢救外不得开具口头医嘱。

2. 责任护士执行医嘱时，应及时核对医嘱，确认无误后执行，把住医嘱处理的"第一关"。护士在执行医嘱前要做好查对工作，对医嘱有疑问时，应立即停止操作，与医生反复核对，确认无误后才可执行。如医生、护士对执行医嘱存在异议，应逐级上报科室领导，经科室讨论、确认方案后，才可执行。

3. 组织学习护理规章制度，严格落实查对制度。

【延伸知识】

（一）医嘱相关医疗制度要求标准

1. 医师查房后一般要在上午 10：00 前开出常规医嘱，要求时间、床号、姓名等项目准确无误，内容清楚，层次分明，符合规范，不得随意涂改。若需更改医嘱或撤销医嘱，应用红笔填写"作废"字样并签名。临时医嘱需向护士交代清楚。开具、执行和撤销医嘱必须签名，并注明时间，具体到分钟。

2. 未取得执业医师资格或虽已取得执业医师资格但未注册的医师所开具的医嘱必须有上级医师审核签字。有进修、实习医师记录的医嘱必须经过上级医师认真核对和签名后才可生效。

3. 医嘱书写顺序是长期医嘱在先，临时医嘱在后。长期医嘱的内容及顺序是护理常规类别、护理级别、病情、体位、饮食，然后是各种药物的用法等。医师开具临时医嘱后，仍需口头向护士交代清楚，立即执行，避免遗漏。

4. 医师开具医嘱后要复查一遍，护士对可疑医嘱，必须查清后才可执行，必要时向上级医师及护士长报告。除抢救或手术中，不得下达口头医嘱，下达口头医嘱时，护士需复诵一遍，经医师查对药物后执行，医师要及时补开医嘱，执行护士签名并注明执行时间。每项医嘱一般只能包含一项内容。严禁不查看患者就开医嘱。

5. 护士每班要查对医嘱，夜班查对当日医嘱，护士长每天查对整日医嘱。转抄、整理医嘱后，需经另一名护士认真查对后，才可执行。

6. 手术后和分娩后要停止术前和产前医嘱，重开医嘱，并分别转抄于医嘱记录单和各项执行单上。

7. 无医师医嘱时，护士一般不得给患者进行处理。但遇到抢救危重患者的紧急情况下，医师不在现场，护士可以针对病情临时给予必要的处理，但应做好记录并及时向医师报告，经治医师 6 小时内补开正式医嘱。

8. 必须严格执行查对制度，杜绝差错，下班前要查对执行情况，防止遗漏。凡需下一班执行的医嘱，要交代清楚，并在护士值班记录上注明。

9. 医师填写医嘱，同时负责开具处方、化验、放射等各种申请单。进修、实习医师填写的由上级医师盖章或签字后才可有效。特殊治疗和检查及患者出院，应提前一天下达医嘱。

（二）医嘱查对流程

1. 护士转抄及录入医嘱必须认真核对，确保准确无误，转抄护士必须签名清晰。

2. 护士认真核对医师下达的医嘱（包括药品、剂量、浓度、时间、给药方法）。

3. 打印医嘱本及医嘱执行单，交责任护士处理。

4. 护士每班交接时都要核对医嘱，一旦发现问题及时报告医生。护士长每天查对整日医嘱，落实监查工作，防微杜渐。

（三）护理核心制度——查对制度

1. 身份查对

（1）在实施治疗护理过程中，应当至少使用两种患者身份识别方法确认患者，禁止以房间号或床号作为识别依据。

（2）护理人员在核对患者姓名时，应当请患者主动说出自己的姓名；婴儿、昏迷、语言障碍等无法沟通的患者请陪同家属参与核对。

（3）应用身份腕带条码，在患者入院时经认真核对身份后为其佩戴正确的身份腕带，并告知腕带的重要性，避免随意取下；进行操作时须通过扫描腕带来核对患者身份。

2. 医嘱查对

（1）医生下达医嘱后要及时通知值班护士，交接医嘱要做到交得清楚，接得明确，医嘱执行后应签全名及处理时间。

（2）坚持执行转抄医嘱认真仔细；坚持每班查对医嘱，查对者在医嘱单上签全名。

（3）医嘱不得涂改，作废医嘱须由医生用红笔书写"取消"并签名；皮试医嘱、抽血交叉医嘱须由执行者、核对者双人签名。

（4）在抢救时或手术中执行口头医嘱时护士必须大声复述一遍，经医生确认无误后，方可执行并保留空安瓿。

3. 药品查对

（1）护士在执行用药医嘱时应严格执行"三查七对"：操作前、操作中、操作后查对患者姓名、床号、药名、剂量、浓度、时间、用法。并经第二人核对后方可执行。

（2）清点药品时和使用药品前应检查药品：是否有变质、浑浊、沉淀、絮状物等；瓶口有无松动，瓶体有无裂缝，软包装袋有无破损，挤压查看有无漏液；查看药品标签、失效期和批号，如不符合要求（字迹模糊、标签脱落等），不得使用。

（3）给药前应询问患者有无过敏史；使用毒、麻、限、剧、精神药物时要反复核对，使用后保留安瓿用以备查、登记、领取药物；使用多种药物时，查对有无配伍禁忌。

4. 无菌物品查对 使用无菌物品时，应检查包装和容器是否严密、干燥、清洁，检查灭菌日期、有效期、灭菌效果指示标识是否符合要求。若发现物品过期、包装破损、不洁、潮湿、未达到灭菌效果等，一律禁止使用。

5. 输血查对

（1）取血时：与输血科发血人员按照流程认真核对科室、患者姓名、ID 号、血型、血液成分、交叉配血结果，献血者编码、血型、储血号及血液有效期等内容，检查血袋及血液质量。

（2）输血前：须有两名医务人员持患者病历、交叉配血报告单、血袋共同核对姓名，ID 号、血型、血液成分、输入量、交叉配血结果、献血者血型及血液有效期，并让患者自述姓名和血型，无误后方可输入。输血后血袋保留 24 小时，以备必要时查对。

6. 手术查对

（1）手术室人员在接手术患者时，与病区护士共同查对科室、姓名、病案号、床号、性别、年龄、诊断、手术名称、手术部位、术前用药、术中带药、病历等相关资料，检查术前准备情况。

（2）麻醉前、手术前、手术后，手术医师、麻醉医师及巡回护士共同核对患者身份、手术部位、手术名称等内容，填写"手术安全核对表"并签字；凡进入体腔或深部组织的手术，须在术前与缝合前、缝合后清点敷料、器械等各种手术用物，填写"手术护理记录单"并签字。

7. 供应室查对

（1）供应室人员包装器械时要查对物品种类、数量、质量、性能、清洁度是否符合要求。

（2）灭菌前进行安全运行检查，每日进行 B-D 试验，灭菌后检查批量指示监测卡，并检查包外指示胶带、有无湿包等情况。

（3）发放器械及各类无菌包时，查对名称、数量、消毒日期、3M 指示色带。

（4）回收器械时，查对名称、器械的数量、质量（有无破损）、性能、清洁处理情况。

第二节　执行时间错误

【案例】

患者王某，女性，55 岁，诊断为宫颈鳞癌 Ⅱb 期。一级护理。医嘱给予注射用胸腺法新（日达仙）1.6mg，2 次/周（周一、周四），皮下注射。周三上午，新护士杨某给患者注射胸腺法新后，发现注射时间错误，立即向患者道歉，并报告护士长及经治医生。经医生评估，未产生不良后果。

【解析】

（一）原因分析

1. 护士未严格落实查对制度，执行医嘱前未认真查对医嘱，未进行双人核对，操作时未携带注射单。

2. 交班制度落实不到位，对于频次为 2 次/周（周一、周四）的医嘱，护理组应进行特殊交班，预防差错发生。

（二）改进方案

1. 加强护理核心制度学习，特别是交班制度和查对制度，强调护理制度、常规和原则必须严格遵照执行。

2. 规范交接班内容和流程，对于医生下达的特殊医嘱做好记录，重点交接，规避护理风险。

3. 培养护士严谨、认真的工作作风，严格落实护理工作中的各项制度。组织安全护理培训和建设。

【延伸知识】

1. **药物治疗错误**　是指由医务人员、患者或药品消费者所致的有可能导致不合理用药或对患者造成伤害的可预防性事件、可发生在药品流通的各个环节，如处方、分配和给药、药物监测阶段等。

2. **给药错误**　是发生在给药阶段的错误，指患者实际接受的药物与医嘱之间存在差异，其发生率高达 36%。

护士是给药的直接操作者和给药流程的最后把关者，如果这个过程中出现任何问题，患者就有可能得不到正确的药物治疗，安全就会受到威胁。

（一）给药错误常见的类型

1. **患者错误**　是指将药物用错患者。这类错误容易发生在护士给药的环节中，护士通常在短时间内处理多例患者的发药和给药工作，其流程的遗漏和个人疏忽都可能导致患者用错药物。

2. **药物错误**　是指给患者用了与其治疗无关或对于患者不适宜的药物。这类错误常发生在护理人员未执行查对制度或对医嘱的理解错误。

3. **时间错误**　是指护理人员实际给药时间与医嘱开立的时间相差 1 小时以上。尽管时间错误发生率高，但是不易酿成药物不良事件，对患者造成的伤害较小。

4. **剂量错误**　是指护理人员实际给药的剂量与医嘱开立的剂量相差 10% 以上。

（二）给药错误防范措施

1. 妥善保管药物，药物的放置符合药物储存的要求，专柜、分类、原包装存放。高危药物单独存放，有醒目标识。留存基数的品种宜少不宜多。

2. 杜绝不规范处方和口授处方，及时识别和纠正问题医嘱，从源头杜绝或减少用药错误的发生。

3. 正确执行医嘱，做到正确的时间、正确的患者、正确的剂量、正确的途径、正确的给药方式，认真观察患者用药后的反应。

4. 严格落实查对制度，严格检查药品质量。询问患者用药史，倾听患者主诉，如有疑问停止用药，查对无误后才可执行。

（三）给药错误应急处理

1. 发现药物错误或用药对象错误后，立即停止用药，报告医生和护士长，迅速采取相应的补救措施，尽量避免对患者身体造成损害，将损害降低至最低程度。

2. 发现输液瓶内有异物、絮状物，疑为真菌或其他污染物时，立即停止输液，更换输液器，遵医嘱进行相应处理，如进行患者血液细菌培养及药物敏感试验。保存剩余药物备查。

3. 密切观察患者病情变化，监测生命体征，稳定患者及家属情绪，完善各项记录。采取补救措施过程中，尽量不惊动患者，避免正面冲突影响补救措施的实施。

4. 妥善处理后选择时机与患者和家属进行沟通，争取获得理解和配合。

5. 当事人填写不良事件报告表，科室及时讨论、分析，针对事件引发原因进行整改，根据情节和对患者的影响提出处理意见。护士长按照护理不良事件报告制度的要求和规定上报护理部等职能部门。

第三节　剂量错误

【案例】

患者，男性，63 岁，高血压，既往有糖尿病病史，于 8 月 15 日入院给予降压、调整血糖治疗。8 月 16 日 08：32，护士长发现实习护生准备将 0.75ml 注射液注入大液体中，护士长立即阻止并查看医嘱，医嘱剂量为 3U（0.073ml）胰岛素注射液，而实习护生抽吸的药液是 0.75ml 胰岛素注射液，相当于原医嘱 10 倍剂量。立即重新配制药液，未对患者产生影响。

【解析】

（一）原因分析

1. 护士因素

（1）未落实查对制度：操作前未查对胰岛素注射液的剂量和浓度。

（2）未严格执行带教制度：对实习护生带教不严格，责任心不强，对实习护生未做到"放手不放眼"。

2. 实习护生因素

（1）实习护生违反《实习生守则》，未在带教护士指导下进行护理操作。

（2）护理理论知识掌握不足，不了解胰岛素"U"剂量和"ml"剂量之间换算方法，没有及时请教带教护士。

3. 管理因素

（1）护理教学风险防范意识不足，对护理安全隐患缺乏预见性。

（2）药物安全管理需进一步提升，治疗室没有胰岛素等高危药物用量与剂量对照表提示卡。

（二）改进方案

1. 规范实习护生管理，入科前组织相关法规、制度、标准的学习，入科后进行阶段性的强化教育和培训，强调实习纪律和规定，切忌单独操作。

2. 加强护生安全用药的带教，特别是专科特殊用药、高危药品等的用法和剂量。

3. 对实习护生的专科培训不全面，需完善教学计划，建立带教老师准入机制。

【延伸知识】

（一）高危药品管理制度

高危药品是指药理作用显著且迅速，但易危害人体的药品。为促进该药品的合理使用，减少不良反应制订了高危药品管理规定。

1. 高危药品包括高浓度电解质制剂、肌肉松弛剂及细胞毒性药品等。

2. 高危药品应设置专门的存放药架，不得与其他药品混合存放。

3. 高危药品存放药架应标识醒目，设置高危药品警示牌提醒人员注意。

4. 高危药品调配发放要实行双人复核，确保发放准确无误。

5. 加强高危药品的有效期管理，保持先进先出，安全有效。

6. 药房设专人管理高危药品，定期检查药品数量、有效期，对检查情况认真记录。

7. 护士在使用高危药品过程中，必须提高警惕。在给药时，要严格执行"5R"原则：患者对（Right patient）、药品对（Right drug）、剂量对（Right dose）、给药时间对（Right time）、给药途径对（Right route），确保准确给药。

（二）高危药品

高危药品见表 3-1。

表 3-1　高危药品目录

品名	规格	剂型
多柔比星	10mg	注射剂
表柔比星	10mg	注射剂
吡柔比星	10mg	注射剂
柔红霉素	20mg	注射剂
丝裂霉素	2mg	注射剂
环磷酰胺	200mg	注射剂
异环磷酰胺	1g	注射剂
顺铂	20mg	粉针剂
	20mg	注射液
卡铂	150mg	注射液
	100mg	粉针剂
奥沙利铂	50mg	注射剂
阿糖胞苷	0.1g	注射剂
吉西他滨	1g、0.2g	注射剂
卡培他滨	0.5g	片剂
氟尿嘧啶	250mg	注射剂
去氧氟尿苷	250mg	注射剂
替加氟	500mg	注射剂
甲氨蝶呤	2.5mg	片剂
	0.1g	注射剂
羟基脲	0.5g	片剂
伊立替康	0.1g	注射剂
羟喜树碱	5mg	粉针剂
长春新碱	1mg	注射剂
长春瑞滨	10mg	注射剂
依托泊苷	100mg	注射剂
紫杉醇	30mg、60mg	注射剂
多西他赛	20mg	注射剂
高三尖杉酯	1mg	注射剂
戈舍瑞林	3.6mg	注射剂
氟他胺	250mg	片剂
他莫昔芬	10mg	片剂
来曲唑	2.5mg	片剂
阿那曲唑	1mg	片剂
达卡巴嗪	100mg	注射剂
美司钠	400mg	注射剂

续表

品名	规格	剂型
硫唑嘌呤	50mg	片剂
10%氯化钾注射液	10ml	注射剂
10%氯化钠注射液	10ml	注射剂
25%硫酸镁注射液	10ml	注射剂
氯化钙注射液	10ml	注射剂
胰岛素制剂	10ml	注射剂
维库溴铵	4mg	注射剂
苯磺酸阿曲库铵	25mg	注射剂
顺苯磺酸阿曲库铵	10mg	注射剂
琥珀胆碱	0.1g	注射剂
平阳霉素	8mg	注射剂
替尼泊苷	50mg	注射剂
甲羟孕酮	2mg	片剂
曲普瑞林	3.75mg	注射剂
亚叶酸钙	0.1g	注射剂
左亚叶酸钙	2mg	注射剂

（三）胰岛素换算

胰岛素换算见表 3-2。

表 3-2　胰岛素换算

单位（U）	剂量（ml）	
1	0.025	
2	0.05	
3	0.075	
4	0.1	基础换算初始状态
5	0.125	
6	0.15	
7	0.175	
8	0.2	
9	0.225	
10	0.25	

（四）实习护生管理制度

1. 拥护中国共产党的领导，遵守国家法律法规，不参加非法组织活动。

2. 严格遵守医院相关的规章制度及劳动纪律，尊重带教护士和医院工作人员，积极配合工作，切实履行职责。

3. 严格遵守保护性医疗制度，保护患者隐私，不私自向患者或其家属解释不确定或不正确的问题。

4. 严格遵守岗位职责，工作期间严禁玩手机，不得互串病房、喧哗打闹，不看与工作无关的书籍，不接打私人电话。

5. 严格执行交接班制度，接班实习护生必须提前 30 分钟到岗，跟随带教护士进行交接班。

6. 遵守护理服务中的职业礼仪规范要求，做到衣帽整齐，严禁佩戴首饰，严禁漂染发色，时刻注意言行举止。

7. 不得向患者及其家属借用任何物品，不得借工作之便谋取个人利益，一经发现，除全额退赔外，根据情节严重程度给予处理。

8. 实习期间必须遵守医院的规章制度，若出现违规违纪行为，给予批评教育及责令本人写出书面检查；若经批评教育无效者，通报学校或视情况取消实习资格。因违反操作规程或相关制度，出现纠纷或事故，给医院造成不良影响者取消实习资格并承担相应责任。

9. 出现下列情形者属违规违纪行为。

（1）违反医院、科室规章制度或医德医风相关要求。

（2）无故迟到或旷工。

（3）未经批准擅离岗位或私自调班。

（4）不尊重带教护士或不服从管理。

（5）经查实，上报护理部请假事由与事实不符。

10. 实习期间请妥善保管工作服，实习结束后归还医院。若出现破损或遗失则按价进行赔偿。

11. 如有特殊情况或发生意外事故，必须随时向护理部及院校上报，并及时协同有关部门共同处理。

12. 若因个人原因提前终止实习者，需院校提出书面申请，护理部同意后才可离院，但不予开具实习证明和实习鉴定。

（五）实习护生教学管理规定

1. 护理部全面负责实习护生的教学管理工作，包括进行岗前培训，制订科室轮转计划、护理理论和护理技能教学计划，督促、检查计划落实，了解实习护生临床学习情况，组织集中授课和考核，进行实习总结和实习鉴定。

2. 护士长和带教组长按照护理部教学要求制订实习内容，结合科室护理专科特点及实习护生学历层次，制订教学计划并组织落实。

3. 实习护生必须按计划进行科室轮转，按时参加学习活动，因故不参加者，须按规定请假。科室护士长应合理排班，保证实习护生参加学习活动。

4. 临床带教护士由理论知识扎实、操作技术过硬、作风严谨、责任心强，具有 3 年以上护理工作经验的护师担任。

5. 实习护生服从科室工作安排，积极参加医院、科室组织的业务学习和护理查房，不得无故缺席。

6. 实习护生不得单独从事临床护理工作，一旦发生差错、事故或护患纠纷等，及时上报护理部。

7. 实习护生出科考核由护士长和带教组长组织实施，并结合实习表现和业务能力给予综合客观评价。

8. 护理部定期抽查科室实习护生带教情况，并在实习结束前向实习护生了解科室带教情况，并及时反馈。

9. 新入院护理实习护生完成岗前培训，经理论及操作考核合格后，进行一周礼仪规范化培训，考核通过者才可上岗。

10. 申请定科实习者必须完成临床实习满 8 个月，并在定科前 1 个月由学校发传真提出申请，填写定科实习申请表，由科室护士长签字确认，护理部审核通过后安排定科实习。

11. 制订《护理实习护生临床实践培训手册》，由科室带教组长统一保管。实习护生在科室实习结束时，由科室护士长及带教护士填写鉴定和考核成绩，并上交护理部。

（六）实习生请销假制度

1. 凡属法定假日，均按医院各科室排班规定（医院统一放假由护理部另行通知）进行休假。实习护生不享受休假，每周休息 1 天，每周四为集中培训日，由护理部通知各实习组长带队参训。学员在实习期间不得随意请假，以保证实习按计划完成。

2. 实习期间不允许离开市区。有特殊情况，如回校考试、家庭原因（原则上只有直系亲属重病等原因才能请假）需离开市区者，须提交学校的相关证明，由护理部根据具体情况批假。

3. 1 天以内事假：提前 1 天向所在科室护士长申请，经批准后才可离院。短信、电话、他人代请等请假方式无效。

4. 2 天及 2 天以上事假：须由学校发传真核实请假事由，护理部接到校方传真后，同意实习生填写请假审批单，经护士长同意签字后交护理部存档，才可按请假时间离院。病假需提供本院相应的诊断证明。

5. 实习期间擅自离岗或请假未按时归队者，由科室带教组长及时上报护理部，一律按旷工处理，2 天以上者取消实习资格。

6. 实习期间病事假超过 2 周，根据具体情况酌情终止实习。

7. 实习生返院后，应及时向带教护士及护理部销假，过期未归或未及时销假者均按旷工处理。

（七）实习护生安全管理制度

1. 严格遵守实习护生行政管理规定及保密制度。

2. 严格落实各项护理规章制度和操作规程，防止护理差错的发生。

3. 实习期间不允许离开市区，如确需离开，必须先由学校批准向护理部发函后，再到护理部请假。

4. 上下班途中及外出时遵守交通规则，外出需两人以上结伴出行。22：00前必须回宿舍，值夜班前后在病房值班室休息。

5. 遵守宿舍管理规定，不乱拉电线或使用大功率电器（如电炉、热得快等），注意用水、用电、用气安全。

6. 不带不明身份及闲杂人员进入宿舍，不留宿外来人员。妥善保管私人物品，离开宿舍时注意关锁门窗，防止失窃。

7. 不参加地方社团组织，不涉足不健康娱乐场所，不去地方网吧，不浏览非法网站。

8. 注意休息，起居规则，规律饮食，按时吃饭，防止低血糖。少吃生、冷食品，注意饮食卫生，防止腹泻。

9. 不随便与陌生人交往，不与患者有工作以外的交往。

10. 实习组长应加强对小组人员的管理，有情况时及时向护理部、学校汇报。

第四节　血液采集错误

【案例】

患者王某，女性，76 岁，脑出血。于 7 月 21 日收入神经外科监护室 10 床，患者昏迷。7 月 22 日 07：50，医嘱给予静脉采血，查 BNP、生化全套。护士马某打印采血条码后与护士吴某在护士站共同查对采血医嘱与条码无误。07：55，护士吴某到 12 床患者陈某床边进行采血，未核对床头卡及腕带，使用 PDA 扫码弹出提示信息"执行采血需扫描腕带，若腕带磨损请长按采血项目执行"，扫码两次均弹出上述提示，护士吴某误以为腕带受损不能扫描，便手动执行医嘱。08：00 助理护士将血标本送至检验科。08：05 护士吴某床旁交班时，发现采血错误，立即报告护士长，联系检验科。

【解析】

（一）原因分析

1. 护士因素

（1）未严格执行查对制度，识别患者身份至少需要两种方法，患者为昏迷状态且无家属陪护，不能依靠问询获得识别身份时，未核对床头卡内容。使用 PDA 核对时，未准确识别异常信息，导致张冠李戴。

（2）缺乏自我保护意识，在看到 PDA 扫码异常提示信息时，未核实提示原因。

2. 设备因素　PDA 扫码异常提示信息，未及时进行系统更新。当信息不一致时，PDA 出现的提示为"执行采血需扫描腕带，若腕带磨损请长按采血项目执行"。

（二）改进方案

1. 加强人员培训，落实护理核心制度

（1）组织护理人员学习患者身份识别技术，充分认识患者识别的重要性，熟练掌握识别方法，杜绝张冠李戴。

（2）提高护士求证意识：PDA 扫描腕带后，若提示信息异常，应认真查找报警原因，而不是通过手动执行的方法完成医嘱的执行。

（3）加强护理核心制度，特别是查对制度的学习，提高护士安全意识。若患者昏睡、昏迷，且无陪护人员，建议双人共同查对床尾信息卡，并使用 PDA 扫描腕带识别患者身份，无误后才可执行医嘱。

（4）临床检验可以为疾病诊断、治疗等提供依据，是临床医学的重要组成部分。血液标本是临床检测的主要内容，血液标本采集、储存、运送、检验等各个过程中处理不当都会导致检测结果不准确，甚至导致治疗错误，应引导护士认识标本采集的重要性。

2. 提高设备使用便捷程度，便于护士使用　设备报警弹出的词条应设置成易识别且无歧义的描述，如因腕带受损不能扫描，应提示为"腕带受损无法扫描"；患者与医嘱不符时报警则显示"医嘱与患者不符"，并给予视觉警醒，如红色提示。增加听觉与触觉刺激，报警声音响亮、震动报警，提高护士的警惕性，防止错误的发生。

3. 安全意识培养　护理安全应始终贯穿护理服务的各个环节和全过程，在极其简单的临床活动中也存在着安全隐患。日常培训工作中应加强护理人员对引发不良事件因素的重视，培养护士严谨、慎独的精神。

【延伸知识】

（一）患者识别法

患者识别法是指在为患者进行诊疗操作前，通过核对患者的门诊号、住院号、姓名、性别、年龄或扫描腕带二维码，正确识别患者。

1. 目的

（1）正确识别患者。

（2）确保患者医疗和护理安全。

2. 评估

（1）评估患者年龄、意识、精神状态、语言交流能力。

（2）评估患者腕带佩戴情况及完好程度。

3. 计划

（1）护士准备：着装整洁，行手卫生，戴口罩。

（2）物品准备：腕带 1 条、信息卡 1 张、PDA 1 台。

（3）环境准备：病室安静、干净、整洁。

（4）携用物至患者床旁。

4. 实施

（1）核对患者信息，医嘱本与患者腕带的门诊号、住院号、姓名、性别、年龄一致（彩图 57）。

（2）使用 PDA 扫描腕带二维码识别患者的信息（彩图 58）。

（3）请患者告知本人姓名。

（4）对于无法沟通的患者，应请在场亲属告知患者的姓名。

5. 评价　患者医疗和护理过程安全，无护理差错发生。

6. 健康教育　向患者解释操作前正确识别的重要性。

7. 注意事项

（1）必须做到两种以上的身份识别。

（2）操作前请患者告知本人姓名。

（二）标本采集错误的应急处理

标本采集错误的应急处理见图 3-1。

（三）静脉血标本采集法

静脉血标本采集法是采集人体少量静脉血液，用于协助临床诊断疾病，为临床治疗提供依据的护理技术。静脉血标本主要包括全血标本、血清标本、血培养标本。

1. 目的

（1）静脉全血标本用于测定红细胞沉降率（血沉）及血液中某些物质，如血糖、尿素氮、肌酐、尿酸、肌酸、血氨的含量。

（2）血清标本用于测定肝功能、血清酶、脂类、电解质等。

（3）血培养标本用于检测血液中的病原菌。

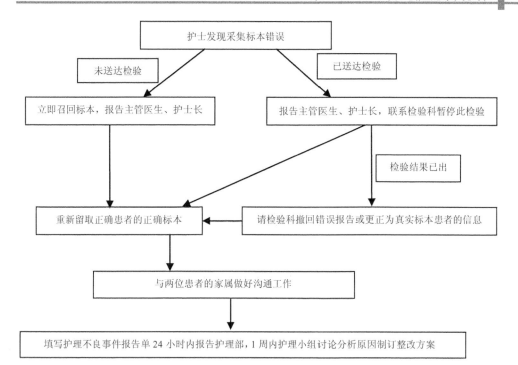

图 3-1　标本采集错误的应急处理流程

2．评估

（1）评估患者年龄、诊断、治疗及护理措施。

（2）评估患者穿刺部位的皮肤状况、静脉充盈度及管壁弹性情况。

（3）评估患者意识、肢体活动能力、心理和配合程度。

3．计划

（1）护士准备：衣着整洁，行手卫生，戴口罩。

（2）用物准备：治疗盘 1 个、无菌棉签 1 包、安尔碘消毒液 1 瓶（复合碘医用消毒棉签 1 包）、采血针（一次性注射器）1 支，根据医嘱备采血管或血培养瓶、弯盘 1 个、手消毒液 1 瓶、锐器盒 1 个、小枕垫 1 个、避污纸数张、止血带 1 条、输液贴 1 张、污物罐 1 个、笔 1 支、采血架 1 个。

（3）环境准备：清洁、光线充足，必要时屏风遮挡。

（4）核对医嘱，携用物至患者床旁。

（5）识别患者，向患者及其家属解释静脉血标本采集的目的及过程，取得同意。

4．实施

（1）检查各项物品的有效期及密封情况，采血管贴上条形码（彩图 59）。

（2）抽血部位下垫小枕垫、避污纸，选择静脉（常用的静脉为肘正中静脉、头静脉或贵要静脉），采血管放置于弯盘中（彩图 60）。

（3）在穿刺点上方 10～15cm 处系止血带，嘱患者握拳，以穿刺点为圆心由内至外顺时针转圈消毒皮肤，直径为 6～8cm，待干（彩图 61）。

（4）再次核对，打开采血针外包装，穿刺，胶贴固定，连接采血管，松止血带。采血过程中观察患者的面色，询问有无不适（彩图 62）。

（5）无采血针可使用一次性注射器，见有回血后抽动活塞抽血至所需量。取下针头，将血液沿试管壁缓缓注入试管内，防止溶血和泡沫产生。

（6）血培养标本：用注射器采血 8～10ml，将血液注入血培养瓶内，轻轻摇匀（彩图 63）。

（7）采血结束后，轻按穿刺点拔针，嘱患者用三个手指按压穿刺点 5～10 分钟，有出血倾向的患者可延长按压时间。

（8）观察患者的穿刺部位有无出血和血肿，整理用物。

（9）再次核对，按规定消毒处理用物，行手卫生，记录采血时间、检查种类，及时送检标本。

5. 评价

（1）护士严格按照无菌操作原则采集血标本。

（2）护士操作规范、熟练，患者穿刺部位无出血和血肿。

（3）标本采集方法正确，送检及时。

（4）取得患者的配合。

6. 健康教育

（1）采血前，告知患者采血的目的、方法、注意事项及配合要求，帮助患者减轻对穿刺的恐惧心理。

（2）须空腹采血时，应事先通知患者，避免因进食而影响检验结果（因清晨空腹时血液中的各种化学成分处于相对恒定状态）。

（3）采血后，告知患者正确的按压方法，避免因按压时间和力度不足，出现血肿及出血。

7. 注意事项

（1）根据不同的检验目的，选择合适的真空采血管。

（2）严格执行无菌操作技术，严禁在输液、输血的肢体或针头处抽取血液标本，应在对侧肢体采血。

（3）如需同时抽取几个项目的血液标本，一般应最先注入血培养瓶，其次为血清管，再次为凝血管，最后是其他采集管，动作要准确迅速。抗凝管及血培养瓶需轻柔地颠倒摇匀数次。

（4）采集细菌培养标本尽可能在使用抗生素前或患者发热初期或发热高峰期时采集，对已用药而又不能终止用药的患者，应在下次用药前采集。

（四）动脉血标本采集法

动脉血标本采集法是指通过采集动脉血进行血气分析等检查的采血方法。

1. 目的　主要用于做血气分析。

2. 评估

（1）评估患者年龄、治疗及护理措施。

（2）评估患者意识、心理及合作程度。

（3）评估肢体活动能力、穿刺部位的皮肤及血管搏动状况。

3. 计划

（1）护士准备：着装整洁，行手卫生，戴口罩。

（2）物品准备：治疗盘 1 个、安尔碘消毒液 1 瓶（复合碘医用消毒棉签 1 包）、无菌棉签 1 包、一次性动脉血气针 1 支（如无血气针，备 2ml 或 5ml 一次性注射器，肝素钠注射液 1 支，无菌软木塞或橡胶塞 1 个）、手消毒液 1 瓶、污物罐 1 个、笔 1 支、锐器盒 1 个。

（3）环境准备：光线充足、环境清洁，必要时屏风遮挡。

（4）核对医嘱，携用物至患者床旁。

（5）识别患者，向患者及其家属解释动脉血标本采集的目的及过程，取得同意。

4. 实施

（1）协助患者取适当体位，显露穿刺部位，选择合适的穿刺部位，如股动脉、桡动脉或肱动脉（首选桡动脉）（彩图 64）。

（2）安尔碘消毒液常规消毒皮肤，以动脉搏动最强点为圆心，消毒直径 6～8cm，待干（彩图 65）。

（3）再次核对，采血，采血量一般为 1.5～2ml。

1）普通注射器采血法：①5ml 注射器吸取肝素钠注射液 1ml（彩图 66），将活塞来回抽动，使内壁沾匀肝素液（彩图 67）；②排尽注射器内肝素液和气体（彩图 68）；③护士消毒左手示指、中指后，触摸动脉搏动最明显处，绷紧皮肤，固定动脉于两指间（彩图 69）；④右手持注射器，在两指间或与动脉走向成 45°或 90°进针（彩图 70）；⑤见鲜红血液自动流入注射器空筒内至 1.5～2ml 后拔出针头（彩图 71）。

2）动脉血气针采血法：①打开一次性动脉血气针外包装，取出并检查，将血气针活塞拉至所需的血量刻度（彩图 72）；②穿刺动脉，见鲜红回血后，固定血气针，血气针自动抽取所需量，迅速拔出针头（彩图 73）；③采血过程中观察患者的面色，询问有无不适。

（4）采血结束后，嘱患者用三个手指按压穿刺点 5～10 分钟，有出血倾向的患者可延长按压时间。

（5）立即将针尖斜面刺入橡皮塞（彩图 74），以隔绝空气，并轻轻搓动注射器，防止标本凝固。

（6）再次查对，贴上标签，氧疗患者化验单上注明采血时间、氧疗方法与浓度、持续时间。

（7）观察患者的穿刺部位有无出血和血肿，协助患者取舒适卧位。

（8）整理用物，行手卫生，记录血液标本采集时间、是否吸氧、吸氧浓度，及时送检。

5. 评价

（1）护患沟通有效，患者配合操作。

（2）护士操作规范，体贴患者，穿刺部位无出血和血肿。

（3）标本采集方法正确，送检及时，符合检验要求。

6. 健康教育

（1）采血前，告知患者采血的目的、方法、相关注意事项及配合要求，帮助患者减轻对穿刺的恐惧心理。

（2）采血后，告知患者正确的按压方法，避免因按压时间和力度不足，出现血肿及出血。

7. 注意事项

（1）血气分析标本必须隔绝空气并立即送检，以免影响检验结果。

（2）新生儿宜选择桡动脉穿刺，因为股动脉穿刺垂直进针时易伤及髋关节。

（3）有出血倾向的患者，谨慎操作。

（4）拔针后局部至少按压 5～10 分钟，以免出血或形成血肿。

第五节　静脉输液错误

【案例】

患者翟某，男性，55 岁，颅内占位性病变，二级护理，4 月 28 日在局部麻醉下行脑体定位活组织检查术，术后生命体征及病情平稳。5 月 2 日 14:40 患者多次催促责任护士提前输注 16:00 的液体，因患者较多，治疗量大，责任护士忙乱中为患者输注"0.9%氯化钠注射液 100ml+盐酸氨溴索注射液（勃林格制药）30mg"，操作前未严格查对，PDA 扫描出现故障。几分钟后患者家属发现液体上的输液条码与患者信息不符，责任护士立即停止输液并报告医生，患者无不良反应。

【解析】

（一）原因分析

1. 护士因素

（1）护士法律意识淡薄，未严格执行查对制度。

（2）护士未严格执行医嘱，提前为患者输注液体。

（3）护士未发挥主导作用。在患者家属的多次催促并提出要求时，没有及时解释和制止，反而间接干扰乱了护士的正常工作，导致忙中出错。

（4）护士工作缺乏有序性。执行操作时不严谨，操作过程未按规范流程进行，导致忙中出错。

2. 设备因素　设备维护和使用存在漏洞，PDA 出现故障未及时维修；送计算机室维修后，未领取备用机，导致科室现有 PDA 不能满足临床需要。

3. 管理因素　PDA 管理存在不足。科室在申领 PDA 时，未充分考虑故障、破损、报废等特殊情况，导致设备保障不足。

（二）改进方案

1. 提高护士法律意识，在工作中发挥引导作用

（1）加强相关法律法规学习，聘请相关人员进行法律知识专题讲座，利用科室黑板报、小组会、微信群等多种形式进行普法宣传。对典型护理纠纷案例进行分析讨论，增强护士自我保护意识。

（2）规范护士执业行为，护士应充分认识自身角色，明确护士的职责权限及范围，护士只对预先形成治疗关系的对象有义务。工作中要符合诊疗原则，起到主导和引领作用，不可疏忽大意或过分迁就患者，避免引起法律纠纷。

（3）严格执行给药查对制度，规范给药流程，落实有效核对。针对身份识别错误，进一步强化护士遵守"三查七对"核心制度，应用反向式询问患者的姓名和核对腕带信息两种核对方法，提高给药对象身份核对的准确性。意识不清的患者要与家属充分沟通核对，同时落实 PDA 扫描腕带，严守操作规程，防范不良事件发生。

（4）护士在进行查对的时候一定要先把患者、家属的注意力转移到自己的身上，确保患者和其家属能听清楚自己在说什么，同时采取反问式查对。

2. 规范设备管理、维护和使用

（1）规范科室仪器设备管理。根据设备说明书，安排专人制订维护、保养细则。保障班负责设备的清点、外借、维修及送回的登记。

（2）按照规定的消毒隔离方法进行设备表面清洁消毒，每天由责任班使用后负责完成，并由感染科不定期进行表面定植菌培养与监测。

（3）要求单独上岗的护士做到"四会"，即会使用、会保养、会检查、会排除故障。根据科室设备配置，对设备操作的实际应用完成考核，形式为实际操作模拟考核，对于不达标人员继续培训。

3. 持续质量改进，提高 PDA 扫码率

（1）护士长应根据科室实际需求，考虑故障、破损等特殊情况的基础上，进行设备申领。

（2）加强对 PDA 使用率的关注，利用操作系统后台查看 PDA 执行医嘱情

况，调查 PDA 使用现状；床边考核查看护士利用 PDA 执行医嘱的闭环管理流程，分析护士是否掌握使用 PDA 的方法。

（3）修订护理工作及操作流程，如执行医嘱流程、查对识别患者身份的流程、静脉输液流程，加强技能操作流程标准的培训。

【延伸知识】

（一）输液给药错误应急处理

输液给药错误应急处理流程见图 3-2。

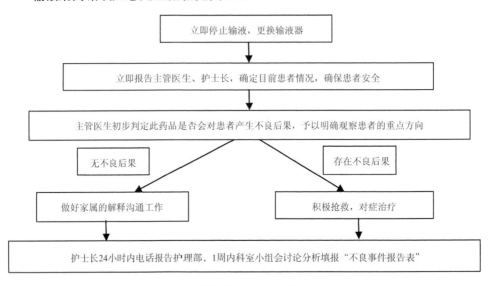

图 3-2　输液给药错误应急处理流程

（二）密闭式周围静脉输液法

密闭式周围静脉输液法是利用大气压和液体静脉压形成的输液系统内压高于人体静脉压的原理，将无菌液体或药物由浅静脉输入体内的方法。

1. 目的

（1）纠正体内水和电解质紊乱，维持酸碱平衡。

（2）供给热能和养分。

（3）控制感染、解毒，治疗疾病。

（4）增加循环血量，改善微循环，维持血压及微循环灌注量。

2. 评估

（1）评估患者的年龄、生命体征和心功能情况。

（2）评估患者穿刺部位的皮肤、血管情况、肢体活动度。

（3）评估患者意识、心理及配合程度。

3. 计划

（1）护士准备：着装整洁，行手卫生，戴口罩。

（2）物品准备（彩图 75）：治疗盘 1 个、医用复合碘医用消毒棉签 1 包、污物罐 1 个、0.9%氯化钠注射液 250ml、输液标签贴 1 张、一次性输液器 1 套、一次性头皮针 1 个、一次性垫巾 1 块、治疗巾 1 块、无菌纱布 1 包、止血带 1 根、输液贴 1 包、输液架 1 个、手消毒液 1 瓶、锐器盒 1 个、小桶 1 个（用于放用过的止血带）、输液车 1 台（带有垃圾分类桶）。

（3）环境准备：安静、整洁，光线充足，调室温。

（4）核对医嘱，携用物至患者床旁。

（5）识别患者，向患者及其家属解释密闭式周围静脉输液法的目的及方法，并取得同意。

4. 实施

（1）协助患者取仰卧位或坐位。

（2）输液肢体下垫垫巾，穿刺上方约 10cm 处扎止血带，选择穿刺静脉，松开止血带（彩图 76）。

（3）取下 0.9%氯化钠注射液输注管上的塑料盖或拉环，复合碘医用消毒棉签从胶塞中心螺旋形消毒至边缘（彩图 77）。

（4）取出输液器，将输液器针头刺入输注管胶塞内（彩图 78），关闭调节夹。

（5）排气

1）右手持输液软管末端，左手抬起墨菲滴管下端，使液体流入滴管内（彩图 79）。

2）当滴管内液面至墨菲滴管 1/3～1/2 处时，迅速放正滴管，使液体缓缓流向输液软管接头处。

3）关闭调节夹，将输液软管前端置于垫巾外侧左上角（彩图 80）。

（6）取复合碘医用消毒棉签消毒穿刺部位直径约 6cm（彩图 81）。

（7）取两贴输液贴贴于垫巾内侧右下角（彩图 82）。

（8）扎止血带，嘱患者握拳，使局部血管充盈（彩图 83）。

（9）将头皮针连接于输液器接头上，取下保护套，打开调节夹排气，检查无气泡后，关闭调节夹（彩图 84）。

（10）再次核对患者姓名后穿刺。

1）左手绷紧穿刺部位下端皮肤，右手持头皮针针翼，针头斜面朝上与皮肤成 15°～30° 进行穿刺（彩图 85）。

2）头皮针穿透皮肤达血管内，见回血后松开止血带，嘱患者松拳，打开调节夹观察滴管内液体是否流畅。

（11）固定（彩图86）

1）1条输液贴固定针翼。

2）1条带棉片的输液贴固定穿刺点。

3）1条输液贴从针座下绕至针座上交叉固定。

4）1条输液贴固定输液软管接头处，最后将头皮针软管盘成环状，以输液贴固定。

（12）调节输液速度，再次查对床号、姓名（默查）。

（13）取出垫巾及止血带，将止血带放入盛有0.1%有效氯消毒液小桶内，垫巾放入医疗垃圾桶。

（14）协助患者取舒适卧位，整理用物。

（15）行手卫生，记录输液时间、药物名称、剂量、滴速及患者输液后的反应。

5. 评价

（1）严格落实无菌操作及查对制度。

（2）合理选择静脉。

（3）穿刺点避开关节处，固定牢固。

（4）输液管路内无气泡。

（5）液体滴入通畅。

（6）穿刺局部无红肿、疼痛，无渗液。

6. 健康教育

（1）告知患者密闭式周围静脉输液的目的、方法及配合要点。

（2）告知患者输注药物名称、作用、副作用及注意事项。

（3）告知患者输液过程中如有不适及时呼叫医护人员。

7. 注意事项

（1）选择血管应由远心端到近心端，并视所输药物的性状、量，选择合适的血管穿刺。

（2）24小时连续输入液体时需每日更换输液器。

（3）排净空气，严防空气进入血管形成空气栓塞，严重者可危及生命。

（4）掌握输液速度：成年人为40～60滴/分，小儿或老年人为20～40滴/分，对严重脱水、休克患者可加快输液速度。对有心、肾疾病，老年、小儿患者输液速度宜慢。根据不同药物作用遵医嘱调节速度。

（5）根据患者的年龄、病情评估选择相应的留置针型号（婴幼儿：24G；小儿：22～24G；成年人：20～22G；成年手术患者：18～20G；大手术患者：16～18G）。

（三）静脉留置针输液法

静脉留置针输液法是用留置针代替传统头皮针穿刺浅静脉血管，且将留置针软管保留在患者血管内进行输液的护理技术。

1. 目的

（1）临床危重症患者快速用药和紧急抢救。

（2）保护血管，避免反复穿刺给患者造成的痛苦。

2. 评估

（1）评估患者的年龄、生命体征及病情。

（2）评估患者穿刺部位的皮肤、血管情况及肢体活动度。

（3）评估患者意识、心理及配合程度。

3. 计划

（1）护士准备：着装整洁，行手卫生，戴口罩。

（2）物品准备：治疗盘 1 个、复合碘医用消毒棉签 1 包、污物罐 1 个、标签贴 1 张、密闭输液器 1 套、安全型静脉留置针 1 套、肝素帽 1 个、0.9%氯化钠注射液 250 ml、一次性垫巾 1 块、治疗巾 1 块、无菌纱布 1 包、止血带 1 根、医用透明薄膜（6cm×9cm）1 片、输液贴 1 包、锐器盒 1 个、手消毒液 1 瓶、小桶 1 个（用于放用过的止血带）、治疗车（带有垃圾分类桶）（彩图 87）。

（3）环境准备：安静、整洁，光线充足，调室温。

（4）核对医嘱，携用物至患者床旁。

（5）识别患者，向患者及其家属解释静脉留置针输液法的目的及方法，并取得同意。

4. 实施

（1）协助患者取仰卧位或坐位。

（2）输液肢体下垫垫巾，穿刺点上方 10cm 处扎止血带，选择穿刺静脉，松开止血带。

（3）取下 0.9%氯化钠注射液输注管上的塑料盖或拉环，医用复合碘医用消毒棉签从胶塞中心螺旋形消毒至边缘。

（4）取出输液器，将输液器针头刺入输注管胶塞内，关闭调节夹。

（5）挂上输液袋，打开调节夹，排气。

（6）取复合碘医用消毒棉签消毒穿刺部位直径约 6cm。

（7）扎止血带，嘱患者握拳，使局部血管充盈。

（8）取出留置针，左手示指和中指捏住针翼、拇指和环指固定"Y"形管接头处，右手按顺时针方向转动留置针针芯，检查有无破损，使针头斜面向上（彩图 88）。

（9）再次核对患者姓名，左手绷紧皮肤，右手捏紧留置针针翼，针头斜面朝上与皮肤成 15°～30° 进针（彩图 89）。

（10）见到回血后，降低穿刺角度，将穿刺针推进少许（0.2～0.5cm），以确保外套管在静脉内。

（11）右手固定针翼，左手将针芯向后退 0.2～0.5cm 后，右手将留置针外套管全部送入静脉内，左手松止血带，嘱患者松拳。

（12）左手拔除针芯，回血充分后将套管夹夹闭（彩图 90）。

（13）医用透明薄膜固定留置针，取下留置针的塑料塞，将排气后的输液器与留置针连接并拧紧，打开套管夹及调节器（彩图 91）。

（14）固定输液器，在医用透明薄膜下方注明留置日期（彩图 92）。

（15）调节液体滴速，再次查对。

（16）取出垫巾及止血带，将止血带放入止血带回收桶，送供应室统一消毒。

（17）协助患者取舒适卧位，整理用物，行手卫生，记录留置针留置时间、输注药物名称、剂量、滴速及患者输液后的反应。

5. 评价

（1）合理选择静脉，穿刺点避开关节处，固定牢固。

（2）输液管路内无气泡。

（3）穿刺部位清洁、干燥，无红肿、渗血、渗液，无菌敷料与皮肤粘贴紧密。

（4）留置针管路通畅，无折曲。

6. 健康教育

（1）告知患者静脉留置针输液法的目的、方法、配合要点及日常维护的注意事项。

（2）告知患者如有不适，及时告诉医护人员。

7. 注意事项

（1）严格无菌操作，去除穿刺侧肢体手表、首饰，必要时刮去穿刺部位汗毛。

（2）静脉留置针可保留 96 小时，如发现静脉留置针穿刺点周围有红、肿、热、痛等情况时，应立即拔针，并正确处理穿刺部位。

（3）透明贴膜可保留 3 天，出现卷边和汗渍时应随时更换。

（4）穿刺部位如有渗液或渗血，应及时更换敷料，避免碰撞或用手按摩局部，洗手、淋浴时防止局部进水引起感染，适当限制肢体活动。

第六节　药房发错药

【案例】

患者王某，男性，65 岁，诊断为髋关节骨性关节炎，9 月 29 日行髋关节置换术，手术室护士双人查对术中药品时，发现患者术中用药准备错误，医嘱为泼尼松龙（氢化泼尼松）注射液 200mg，准备的是氢化可的松注射液 200mg。及时与科室联系，更换正确药品送至手术室，未造成不良后果。经查前一天药房发错药，护士未严格查对药名，未发现错误，并将错误药品摆放至术中带药筐内。

【解析】

（一）原因分析

1. 药房因素

（1）药房摆药制度和流程存在漏洞，药房工作人员未严格执行一人发药一人核对即双人核查制度，是该事件发生的源头。

（2）药品交接制度未落实，药房配送药品至病区，没有与护士进行双人核查。

（3）安全警示欠缺，名称相似、易发生混淆的药品没有醒目标识，也未分区放置。

2. 护士因素

（1）双人查对制度落实不到位，保障班护士接到药品后未仔细与药房人员进行双人查对。

（2）未严格执行交接班制度，科室药品管理存在缺陷，对于手术、检查等特殊患者的用药未进行交接核查，术中带药出现差错。

（3）手术患者交接不严谨，未及时发现药品错误。

（二）改进方案

1. 规范摆药流程，建立预警机制

（1）规范并严格落实药房摆药、发药流程，加强药房人员核心制度学习，做好在药物临床应用过程中的质量控制和操作的规范化培训，使其充分意识用药错误不良事件的严重危害，提高安全意识，认真执行双人查对制度。

（2）药房相似药品设置醒目标识，分区放置；对名称相似、易发生混淆的药品，建议生产厂家在外观设计上加以区分。

（3）建立药品不良事件的应急预案，应与药品采购和发放部门的专职人员做好监测、沟通、上报、记录、存档工作。

2. 增强护士查对意识，完善术中药品交接流程

（1）组织护士学习制度和流程，要求临床护士严格执行"三查七对"。"三查"是指查对的时机，包括操作前、操作中、操作后；"七对"是指查对的内容，包括患者姓名、床号、药名、剂量、浓度、时间、用法。

（2）完善科室术中用药查对流程，保障班摆药，小夜班、大夜班再次查对并放在术中用药专门区域。

（3）严格手术患者交接制度，规范交接内容、流程和方式，责任明确。

（4）科室加强药品管理，对常见易混淆药品归纳学习，设置醒目标识，区分摆放。

【延伸知识】

（一）手术室查对制度

1. 物品清点　凡是进入颅腔、胸腔、腹腔、关节腔、椎管内的手术和切口范围较大的手术，均应进行物品清点，并登记在点数单上（由洗手护士、巡回护士共同进行），清点准确率100%。

（1）清点物品前，巡回护士应将随患者带入手术间的创口敷料、绷带、纱布桶、污物罐内的纱布、纱垫等物品彻底清理，于手术开始前全部送出手术间。

（2）手术台上清点好数量的纱布一律不得剪开使用。特殊情况要告知手术医生及巡回护士，清点结束后才可使用。

（3）送冷冻的标本不得用纱布、棉片等点数物品盛载带出手术室。手术过程中增减的器械和敷料应由巡回护士及时准确地记录。

（4）不需清点数量的手术，术中因各种原因扩大手术范围的，要及时清理敷料，按规定清点核对登记。

（5）凡带实习护士上台的，必须由护士自己清点核对。实习护士单独上台清点时，巡回护士要认真核对。实习护士发生问题由带教护士负责。

（6）洗手护士与巡回护士认真清点三遍：手术开始前、术腔关闭前、术腔关闭后，认真登记在点数单上，如三遍清点有误，应重新打开术腔查找。与医生有意见分歧时，及时向上级汇报。

（7）手术开始后所有污物桶、纱布桶内的垃圾不得在术中倒掉。脑科手术时，吸引器、自体血回输罐内的液体不得在术中倒掉，以免将点数物品带出室外，影响物品清点。

（8）接台手术时，应将第一台手术所用的器械、纱布等全部拿出手术间后，再开始第二台手术。

（9）深部手术需填入纱布或留置止血钳时，手术者应及时告知助手和洗手护士，以便清点。

（10）深部脓肿或多发脓肿切开引流时，创口所填入的纱布、引流物及随患者带走的手术室的物品，应将其种类和数量详细记录在手术护理记录单上并由手术医生签名，取出时应与记录数核对。

（11）凡手术台上掉落的纱布、纱垫、器械、针线、棉片等，均应及时捡起，放在固定地方，任何人未经巡回护士许可不得拿出室外。

（12）洗手护士在手术结束前不可给麻醉医师和其他人员纱布、纱垫等物品做他用。

（13）如无特殊情况，清点物品数量的手术，巡回护士应配合至缝皮，洗手护士应配合至手术结束，尽量避免交接班。

2. 打开无菌物品、给药查对

（1）有标牌的无菌物品，应将标牌贴在手术护理记录单上，并请手术医生签字。

（2）药品有变质、浑浊、沉淀、标签不清时不得使用。

（3）给多种药物时，注意配伍禁忌。

（4）打开无菌生理盐水后要及时填写开瓶时间；酒精、碘伏、安尔碘、过氧乙酸、碘酊等消毒剂要写开瓶日期。

3. 输血查对

（1）由麻醉医生填写手术取血单，取血时，取血者与血库工作人员核对，核对科室、患者姓名、ID 号、血型、血液成分、交叉配血结果，献血者编码、血型、储血号及血液有效期等内容，检查血袋及血液质量。

（2）输血前，巡回护士与取血者再次核对以上项目，并将带有 ID 号的条形码贴在取血单上。

（3）输血中，巡回护士应密切观察有无输血反应，做到及时发现，及时处理。

4. 准备器械查对

（1）根据患者年龄、诊断、手术方式准备手术器械及敷料，检查器械准备是否齐全，如有遗漏及时向器械室汇报，及时消毒以免耽误手术进程。

（2）洗手护士刷手上台后手术开始前，按照器械卡片检查手术器械，保证器械功能良好、数目正确、品种齐全。手术结束后按照器械卡片整理好手术器械后交由器械室清洗消毒

5. 摆体位查对制度

（1）摆体位前核对手术通知单和病历，检查有无误差。

（2）体位应与手术医生、麻醉医生共同摆放，摆体位前再次与医生核对手术部位。

（3）摆好体位后检查患者是否舒适，保护眼睛不受压迫，防止肢体麻木及压力性损伤。

（4）检查患者身体与金属有无接触，防止电烧伤。

（5）术后检查有无压伤、红肿、烧伤，如有发生及时处理，并与病房交班。

6. 病理标本登记查对

（1）器械护士将取下的标本妥善放在器械台上，大块标本用盐水纱布盖好。标本过小或有多块病理标本时，洗手护士应及时交给巡回护士，并由巡回护士分开放置于病理标本袋中，注明取材部位。

（2）术毕由器械护士交给主管医生，后者将标本浸没在盛有10%福尔马林溶液的病理标本袋中，封紧袋口。逐次填写标签、病理检查申请单及送检登记本并签名。

（3）器械护士或巡回护士（无器械护士时）检查核对标本及各项登记（包括标本数量、取材部位、多块标本应编号后注意对应登记）并签名。

（4）负责送检的人员应对标本、标签与病理申请单再复查一遍后一并送检。如有问题及时与相关台次的护士联系，不得拖延。

（5）手术室设标本送检本，标本、送检人及病理科接收人员均应登记。

（6）术中冷冻病理标本送检时，由巡回护士填写术中冷冻病理单，并在病理标本袋上注明患者的姓名、病案号，并与送检卫生员交接清楚。

（二）药品管理制度

1. 基数药管理

（1）根据专科疾病特点和需要确定基数药品种类，包括口服药、注射药、外用药、抢救药和毒麻药等。

（2）病房内基数药品应指定专人管理，负责领药、退药和保管工作。

（3）设有专用清点本，每日清点记录并有签名，检查药品数量和质量，防止积压、变质，如发现有沉淀、变色、过期、标签模糊时，应立即停止使用，并重新领取补齐基数。

（4）病房内所有基数药品，只能供住院患者按医嘱使用，其他人员不得私自取用。

（5）基数药使用后要及时从药房领取补充，保证使用。患者剩余用药（如出院患者遗留的口服药）不得放入基数药中再次使用。

（6）无外包装的口服药，从领取时日起在病房口服药瓶中保存最长一年时间（以自然年为一周期，如2009年1月1日至12月31日），确保药品在有效期之内。口服药有效期标识贴在标签正上方，药瓶颈部下缘。

（7）定期与药房核对，并根据临床需要增减基数药的种类和数量。

2. 基数药存放要求

（1）基数药分类存放在药柜中保存，药柜保持清洁、整齐、干燥。

（2）内用药与外用药分开放置，静脉与胃肠药品分开放置，外观相似、药名相近的药品分开放置，同种药品但不同规格的分开放置。按有效期时限的先后有计划地使用，定期检查，防止过期和浪费。

（3）内服药（包括口服片剂、胶囊、丸剂、散剂、溶液、酊剂和合剂等）和注射针剂为蓝框标签，高浓度电解质剂（包括 15%氯化钾、磷酸钠、10%氯化钠等）、肌肉松弛剂与细胞毒化等药品为蓝框红字标签；剧毒药为黑框标签。凡药品名称不清、过期、破损、变色、浑浊等均不能使用，需及时更换。

（4）药品标签上注明药名、浓度或剂量、数量，要求字迹清晰、标识明显。若有标签脱落或辨认不清应及时更改。

（5）患者的药物专药专用，单独存放并注明床号、姓名，停药后及时退药。

（6）抢救药放在抢救车内，每日清点记录并有签名，用后补齐，便于紧急时使用。封闭管理的抢救车按照《抢救车封闭管理规定》进行清点签字。

3. 特殊药品存放要求

（1）易氧化和需要避光的药物应放在阴凉处避光保存，如维生素C、氨茶碱、硝普钠、肾上腺素等。

（2）易燃、易爆的药品或制剂放置在阴凉处，远离明火，加锁保存，如过氧乙酸、乙醇、甲醛等。

（3）需要冷藏的药品（如胰岛素、疫苗、皮试液、肝素等）要放在冰箱冷藏室内，以保证药效。

4. 贵重药管理

（1）贵重药应单独存放并加锁保存。

（2）每班清点交接。

（3）患者停药后如有退药要及时退掉。

5. 胰岛素保存及使用规定

（1）未开启的胰岛素放冰箱冷藏室保存。

（2）胰岛素第一次开瓶使用时要注明开启日期及时间，在未被污染的情况下使用有效期为4周。

（3）胰岛素开启后可在室温下（不超过25℃）存放。若存放于冰箱冷藏室，须在室温环境中放置30～60分钟再进行注射使用。

（4）使用时查看有效期和开启日期，有一项过期均不得使用。

6. 领取口服药要求

（1）护士取药前要洗手，使用药勺清点数量，不能用手直接接触药片。

（2）认真核对药物，发现问题及时向药剂师咨询。

（3）返回病房后，将药车妥善保管。

7. 发药及用药要求

（1）按医嘱规定的时间给药，严格执行药物现用现配原则。

（2）给药时严格"三查七对"，准确掌握给药剂量、浓度、方法和时间。认真核对患者姓名、床号、药物名称，必要时让患者自己说出名字。

（3）口服药做到送药到口，及时收回空药杯。

（4）注射及静脉药物应在抽好的注射器上注明患者姓名、床号、药物名称和剂量。

（5）用药后应观察药效和不良反应。若有过敏、中毒等不良反应要立即停用，并报告医生，必要时做好记录、封存及检验等工作。

（6）做好用药知识的健康宣教，患者应知道药物名称、作用及注意事项，掌握正确的用药方法。

（三）手术患者转运交接

1. 目的　为手术患者转运和交接提供指导性意见，明确手术患者转运的适应证、禁忌证、转运用品、方法及交接注意事项，以减少不良事件发生，保障患者安全。

2. 手术患者转运交接原则

（1）转运人员应为有资质的医院工作人员。

（2）转运交接过程中应确保患者身份正确。

（3）转运前应确认患者的病情适合且能耐受转运。

（4）转运前应确认转运需要携带的医疗设备及物品，并确认功能良好。

（5）转运中应确保患者安全、固定稳妥，转运人员应在患者头侧，如有坡道应保持头部处于高位。注意患者的身体不可伸出轮椅或推车外，避免推车速度过快、转弯过急，以防意外伤害，并注意隐私保护和保暖。

（6）交接过程中应明确交接内容及职责，并按手术患者交接单记录。

3. 手术患者的转运交接

（1）手术患者入手术室的转运交接

1）转运前，手术室巡回护士确认手术患者信息，并通知病房。病房护士应确认手术患者的术前准备已完成。转运人员应与病房护士共同确认患者信息，交接需带入手术室的物品（表3-3）。

2）患者进入术前准备室或手术间，护士应确认手术患者信息及携带物品，并记录（表3-4）。

（2）手术患者出手术室的转运交接：离开手术室前，护士应确认管路通畅、妥善固定及携带物品，准确填写手术患者交接单。根据患者去向准备转运用物。通知接收科室及患者家属（表3-5）。

表 3-3　带入手术室的物品交接表

腕带：有□　　　无□

术前食水：禁食水□　　　未禁食水□

手术部位标记：有□　　　无□

义齿：无□　　　不可去除□

贵重物品：无□　　　不可去除□

术中带药：有□　　　无□

影像学资料：有□　　　无□

神志情况：清醒□　　　昏迷□

过敏史：无□　　　有□

胸腹带：无□　　　有□

胃管：无□　　　有□

尿管：无□　　　有□

引流管：无□　　　有□　　　部位_____

患者衣服：衣___件　　　裤___件

带血制品：无□　　　有□（血浆___ml　红细胞___ml　血小板___ml）

术前皮肤：完好□　　　破损□　_____

特殊情况：_____

护士签名：病房护士_____　　　　接患者护士_____

表 3-4　手术患者信息及携带物品

腕带：有□　　　无□

术前食水：禁食水□　　　未禁食水□

手术部位标记：有□　　　无□

义齿：无□　　　不可去除□

贵重物品：无□　　　不可去除□

术中带药：有□　　　无□

影像学资料：有□　　　无□

神志情况：清醒□　　　昏迷□

过敏史：无□　　　有□

胸腹带：无□　　　有□

胃管：无□　　　有□

尿管：无□　　　有□

引流管：无□　　　有□　　　部位_____

患者衣服：衣___件　　　裤___件

带血制品：无□　　　有□（血浆___ml　红细胞___ml　血小板___ml　）

术前皮肤：完好□　　　破损□_____

特殊情况：_____

护士签名：巡回护士_____

表 3-5　手术患者交接单

转送：恢复室□　　病房□　　　监护室□

静脉通路：通畅□　　不滴□

中心静脉置管：通畅□　　不滴□

动脉置管：通畅□　　不滴□

胃管：有□　　无□

尿管：有□　　无□

引流管：有□　　无□

影像学资料：有□　　无□

带回血制品：有□（血浆___ml　自体血___ml　红细胞___ml　血小板___ml）无□

患者衣服：衣___件　　裤___件

术后皮肤：完好□　　破损□ _____

特殊情况：_____

护士签名：手术护士　_____　　恢复室护士_____

　　　　　　送患者护士_____　　　病房护士_____

4. 转运交接注意事项

（1）应至少同时使用两种及以上的方法确认患者身份，确保患者正确。

（2）确保手术患者安全

1）根据手术患者病情，确定转运人员、适宜时间、目的地、医疗设备、药物及物品等。

2）防止意外伤害的发生，如坠床、非计划性拔管、肢体挤压等。

3）转运前确保输注液体的剩余量可维持至目的地。

（3）交接双方应共同确认患者信息、病情和携带用物无误后签字，完成交接。

（4）转运设备应保持清洁，定期维护保养。转运被单应一人一换。

（5）特殊感染手术患者转运应遵循《医疗机构消毒技术规范》WS/T367-2012做好各种防护。

（6）做好突发应急预案的相应措施。如突遇设备意外故障、电梯故障，备好相应的急救用物和紧急呼叫措施。

第 4 章

给药错误不良事件

第一节　液体更换错误

【案例】

患者李某，男性，62 岁，肝内占位，一级护理。6 月 8 日 19：00 值班护士正接听电话，实习护生自行更换液体时，误将 26 床张某液体给 27 床李某更换，输注约 2 分钟后患者家属发现液体标签姓名不符，立即呼叫，值班护士迅速撤掉液体，报告值班医生和护士长，经综合评估未对患者造成不良后果。值班护士为刚毕业 2 年的护士。

【解析】

（一）原因分析

1. 护士因素

（1）值班护士为毕业 2 年的年轻护士，不具备带教资格。

（2）带教老师责任心不强，没有严格执行实习护生带教管理制度，对实习护生的行为未尽到指导的责任，未做到"放手不放眼"。

2. 护生因素

（1）实习护生未在带教护士的指导下进行工作，擅自单独执行给药操作，违反实习护士管理规定。

（2）实习护生给药前未严格执行护理查对制度，未按照规定核对患者身份、也未使用 PDA 扫描患者腕带进行患者身份核对，导致错误给药。

3. 管理因素　护士长对带教老师资质把关不严，排班不严谨，存在安全隐患。

（二）改进方案

1. 规范带教护士的管理

（1）满足带教资质基本条件，选拔理论知识扎实、技术过硬、临床经验丰富、心理素质良好、综合能力强的护士承担临床护理带教工作。

（2）每年进行带教老师资质考核和认定，由护理部颁发临床护理带教资格证书。

（3）加强带教老师的安全意识，掌握临床带教管理相关制度和规定，明确教师职责要求，老师须以身作则、言传身教，将安全理念渗透到护理工作的每个细节，对实习护士负全责。

（4）定期组织带教护士经验交流总结会，不断提高教学质量，防范教学相关安全问题。

2. 强化实习护士管理

（1）严格护理实习生入口管理，完善岗前培训和考核，合格后可下临床实习。

（2）护士长严格落实跟班制度，对带教护士工作给予具体的指导和规范，防止因核心制度落实不到位引发不安全事件。

（3）定期组织实习护士座谈会，听取教学双方的评价和反馈，做到教学相长。

【延伸知识】

（一）相关法规制度

护士执业管理规定　第二条　护士经执业注册取得《护士执业证书》后，方可按照注册的执业地点从事护理工作。未经执业注册取得《护士执业证书》者，不得从事诊疗技术规范规定的护理活动（摘自2008年5月12日《护士执业注册管理办法》）。

（二）患者识别技术

患者识别法是在为患者进行诊疗操作前，通过核对患者的门诊号、住院号、姓名、性别、年龄或扫描腕带二维码，正确识别患者。

1. 目的

（1）正确识别患者。

（2）确保患者医疗和护理安全。

2. 评估

（1）评估患者年龄、意识、精神状态、语言交流能力。

（2）评估患者腕带佩戴情况及完好程度。

3. 计划

（1）护士准备：着装整洁，行手卫生，戴口罩。

（2）物品准备：腕带1条、信息卡1张、护理移动信息系统（PDA）1台。

（3）环境准备：病室安静、干净、整洁。

（4）携用物至患者床旁。

4. 实施

（1）核对患者信息，医嘱本与患者腕带的门诊号、住院号、姓名、性别、年龄一致（彩图 93）。

（2）使用 PDA 扫描腕带二维码识别患者的信息（彩图 94）。

（3）请患者告知本人姓名。

（4）对于无法沟通的患者，应请在场亲属告知患者的姓名。

5. 评价　患者医疗、护理过程安全，无护理差错发生。

6. 健康教育　向患者解释操作前正确识别的重要性。

7. 注意事项

（1）必须要做到两种以上的身份识别。

（2）操作前请患者告知本人姓名。

（三）输液查对流程

输液查对流程见图 4-1。

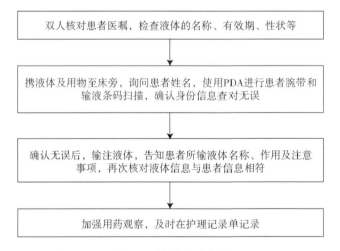

图 4-1　输液查对流程

（四）应急措施

1. 发现给药错误后，立即停止输液，保存液体和输液器。

2. 观察患者生命体征和病情变化，第一时间报告值班医生和护士长，采取合理的应急措施。

3. 医护人员对患者进行全面评估，以"患者安全第一"为原则，迅速采取补救措施，避免或减轻对患者身体健康的损害，或将损害降低到最低程度。

4. 科室领导与患者及其家属及时沟通解释，缓解紧张情绪，取得患者谅解。

5. 综合分析事件发生的原因（从人、材料、设备、环境、方法等方面深入分析），查找流程和管理上存在的问题，制订改进措施，并进行效果追踪。

（五）输液给药错误处理流程

输液给药错误处理流程见图 4-2。

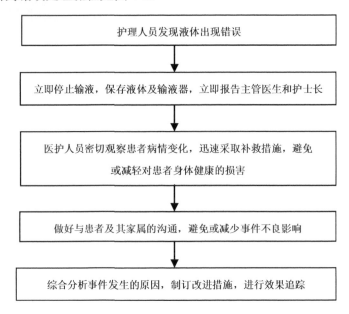

图 4-2   输液给药错误处理流程

资料来源：中国人民解放军总医院第六医学中心。

第二节   特殊药物内出现异物

【案例】

患者孙某，女性，86 岁，诊断为肺癌，一级护理，6 月 18 日入院行化疗，长期医嘱给予 5%葡萄糖注射液 500ml+注射用紫杉醇脂质体 240mg（8 支）液体，静脉滴注。6 月 20 日上午，保障班护士与责任护士双人查对时，发现液体内有多个肉眼可见黑色颗粒，请药房药师查看，不能确定黑色颗粒性状。将此次批号为 217×××06 注射用紫杉醇脂质体进行更换，未延误该患者输液治疗。

【解析】

（一）原因分析

1. **药品因素**   治疗室及液体配制台面每日消毒维护，配制药液时均按照查对制度及规定流程检查、消毒、配制，所有使用用物，溶剂、注射器、药物等均已核对，配制前未发现异常，配制后出现黑色颗粒，与药房和药厂人员共同讨论认为可能是药物不溶性结晶。

2. 护士因素　在化疗药液配制过程中使用 20ml 注射器穿刺 8 个紫杉醇脂质体药瓶及葡萄糖注射液橡胶瓶塞，在这个穿刺过程中可能致使橡胶瓶塞碎屑掉落进入液体中，护理人员在配制过程中没有注意观察有无橡胶瓶塞碎屑进入液体。

3. 耗材因素　加药使用的一次性注射器针头前端为斜开口式，在穿刺中容易将橡胶瓶塞带入液体内。

（二）改进方案

1. 加强药房药品环节的管理

（1）完善药品的安全审核，规范采购程序，严格药品的资格审查，加强有效证件的审核。采购前应充分了解药物的使用情况，严把质量关，杜绝有质量问题的产品进入医院。

（2）加强对药品的监控，严格执行药品临床验收的标准，对临床使用药物应在投入临床使用前进行检测，加强检疫部门的检验，从而消除事件隐患，保证医疗安全。

（3）完善药品相关不良事件的预案流程，出现药品质量问题时，护士应保留药液，并及时与药房沟通上报，做好记录，建档保存。

2. 加强护士给药安全教育

（1）加强医护人员培训，定期开展药物安全知识培训，加强学习给药制度，提高护理人员安全用药意识，使其充分意识到药物不良事件的危害性，做好药物在临床应用中的质量控制。

（2）护士须掌握科室常用药物保存、配制方法等注意事项。使用新药前，应认真阅读药品说明书，熟悉使用方法及注意事项，经两人确认无误后，再进行配制，确保用药安全。

3. 完善组织管理

（1）严格落实药品使用相关管理制度：在操作前、操作中、操作后，严格查对药物配制过程中使用的一次性用物、药品、液体等，把好给药环节质量关。

（2）合理使用一次性耗材，建议抽吸药液时选择侧针孔针头抽吸，并尽量减少穿刺瓶口次数，防止瓶塞屑脱落。

（3）建立召回与举证制度：完善的监察制度是保障医护人员使用药物安全的重要前提，也是监督的必要手段。召回的目的是不断提高药物产品的安全性和有效性，最大限度地保障患者的利益，实行有效的举证能够降低药物安全的不良事件的风险范围，提高预警，减轻危害。

第三节　雾化吸入药误注入静脉

【案例】

患者张某，男性，79岁，诊断为慢性阻塞性肺疾病急性发作，一级护理，11月3日医嘱给予0.9%氯化钠注射液2ml+盐酸氨溴索注射液15mg雾化吸入，2次/日。11月4日09：00保障班护士用5ml无菌注射器抽取0.9%氯化钠注射液2ml+盐酸氨溴索注射液15mg，贴条码标识后放入责任护士治疗盘内。责任护士使用PDA扫码核对患者身份后进行静脉输液，将雾化用氨溴索通过墨菲管静脉给药，完成操作后再次核对，发现给药途径错误，立即报告医师和护士长，严密观察患者无不良反应。

【解析】

（一）原因分析

1. 护士因素

（1）查对制度落实不到位，没有严格执行"三查七对"制度。给药操作前未查对药物使用方法，导致给药途径错误。

（2）未严格执行给药制度及雾化吸入给药技术操作流程，操作前保障班护士与责任护士未进行药品交接及双人核对。

（3）缺乏用药安全意识。盐酸氨溴索注射液临床上常用于墨菲管给药，护士在执行医嘱时存在惯性思维，把PDA扫描作为唯一核对手段，但PDA扫描仅能确认患者身份信息，无法辨识用药途径是否正确。

2. 管理因素

（1）药品管理不规范，不同给药途径药品未分区放置，增加了给药错误概率。

（2）雾化吸入与墨菲管入药品条码标识的字体、大小、颜色、形状均一样，易引起混淆。

（二）改进方案

1. 加强护理规章制度学习，规范护士执业行为

（1）定期组织护理核心制度的学习，强调查对制度在临床工作中的重要性，提高护士认识和执行力，将制度要求切实落实在日常工作中，形成工作习惯。护士长每日跟班，加强监管。

（2）规范药物使用和管理制度，完善药物使用流程。医嘱下达后，由保障班护士与责任护士进行药品交接及双人核对，确认无误并签字后方可执行。

（3）提高安全用药意识。在执行医嘱时，护士不能把 PDA 扫描作为唯一的核对手段，应至少使用两种以上的查对工具，将 PDA 扫描和人工查对相结合，才能保证用药安全。

2. 完善药物使用管理制度

（1）药物分区管理：不同给药途径的药品在治疗室应分区存放和配制，配制好的雾化药物应贴上标识贴，放置在专用治疗盘中；特殊途径用药（如静脉用的药物需口服给药）时，条码标识上要做醒目的特殊标记，如用红笔画上记号等，提醒他人重视和警觉。

（2）改进标识外观设计：与医院计算机室工程师协商，将外用药物与静脉用药物的条码标识用颜色区别，以减少视觉混淆，利于辨识。

【延伸知识】

雾化吸入给药法是将药物利用氧气的高速气流使药液形成雾状，随患者呼吸进入呼吸道的给药方法。

（一）目的

1. 解除呼吸道痉挛，使呼吸道通畅而改善通气功能。

2. 减轻局部黏膜水肿及呼吸道炎症反应。

3. 稀释痰液。

（二）评估

1. 评估患者生命体征、血氧饱和度。

2. 评估患者意识、心理和配合程度。

3. 评估患者痰液性状、量、黏稠度。

（三）计划

1. 护士准备：着装整洁，行手卫生，戴口罩。

2. 物品准备：治疗盘 1 个、氧气雾化吸入器 1 套、流量表和湿化瓶各 1 个（彩图 95）。

3. 环境准备：病室干净、整洁，光线适宜。

4. 双人核对医嘱，携用物至患者床旁。

5. 识别患者，向患者及其家属解释雾化吸入给药法的目的及方法，并取得同意。

（四）实施

1. 取出雾化吸入器，将药液注入氧气雾化吸入器内（彩图 96），连接雾化罐与雾化口含嘴（彩图 97）或雾化面罩（彩图 98）。

2. 连接流量表与中心供氧系统（彩图 99）。

3. 将雾化吸入器接气口与氧气流量表输气口相连接，调节氧流量达 6～

8L/min（彩图 100）。

4. 协助患者取合适体位，指导其用鼻呼气，戴面罩或口含吸嘴深吸气吸入药物，直至药物雾化吸入完毕（彩图 101）。

5. 操作后，协助患者漱口，取舒适卧位，整理床单位。

6. 清理用物，浸泡消毒雾化器，行手卫生，记录雾化吸入药品名称、剂量及患者用药后反应。

（五）评价

1. 雾化罐与雾化口含嘴连接紧密。

2. 雾化吸入器接气口与氧气流量表输气口连接紧密。

3. 氧流量符合标准。

4. 护患沟通有效，患者能正确配合。

（六）健康教育

1. 告知患者雾化吸入的目的和方法。

2. 告知患者若出现不适，及时呼叫医务人员。

（七）注意事项

1. 使用前检查雾化器各部件连接是否完好，有无漏气。

2. 激素类药物雾化吸入后，要洗脸、彻底漱口，以免药物残留。

第四节　输注过期液体

【案例】

患儿关某，男性，2 岁，诊断为肺炎，二级护理。1 月 3 日责任护士按医嘱为患儿输液，液体快输完家属呼叫责任护士更换液体时，发现正在输注的 5% 葡萄糖注射液有效期至 2017 年 12 月，当天是 2018 年 1 月 3 日。虽未造成不良后果，却引发一起医患纠纷。

【解析】

（一）原因分析

1. **护士因素**　查对制度未落实。按照护理工作流程，一瓶药需经摆药、配药、输液等环节后才能用于临床。每个环节每个护士都未落实查对制度。

2. **管理因素**

（1）药品管理不规范，科室未对存放的液体定期检查有效期，导致液体出现过期现象。

（2）科室存放的液体未按有效期先后顺序放置，未执行近有效期的药品先使用的原则。

（二）改进方案

1. 护理相关制度持续安全教育

（1）定期组织护理核心制度的培训与考核，注重方法与内涵的教育。

（2）进行环节质量的检查，督促临床护士规范护理行为，严格落实药品管理等核心护理制度，确保患者用药安全。

（3）定期组织药品安全使用和管理的学习和讨论，不断增强护理安全意识。

2. 加强护理管理

（1）护理管理者定期检查护士对查对制度的理解、掌握，以及工作中涉及的各个环节的落实情况，找出存在的薄弱环节并进行整改，以确保查对制度在护理操作过程中得到有效落实。

（2）明确工作职责，强调每班护士的岗位职责要求。给药前护理人员必须要双人核对，认真履行三查七对制度，通过核对把好药品质量关，确保药物使用前的安全确认。

（3）加强科室的药品管理，科室的大液体按日期先后顺序放置，按照近有效期的药品先使用的原则，防止药物过期。保障班承担药品管理和质量控制的责任，应确保药品管理安全。

（4）每周由专人对科室存放的药品，包括针剂药、口服药、大液体、外用药等进行全面检查。对有效期 3 个月内的药品，及时与药房联系更换，确保药品质量，避免使用过期的药品。

第五节　口服药错发

【案例】

患者张某，女性，86 岁，诊断为脑梗死，入住神经内科 10 床，二级护理。患者便秘，临时医嘱予乳果糖口服液 15ml 口服，护士将药物送至 11 床，11 床患者正熟睡中，陪护人员正低头玩手机，护士进入病房询问"张某是不是便秘了"，陪护人员点了点头，护士把口服药放在桌上，讲解了服用方法。下午张某至护士站要通便药时，才意识到发错药了。此时药物已被 11 床服用，经医生检查评估未造成不良影响。

【解析】

（一）原因分析

1. 护士因素

（1）查对制度落实不到位，查对患者的方式存在缺陷。在执行医嘱时未能严格执行三查七对制度，未对清醒患者本人进行身份确认。

（2）未使用两种或两种以上的方式确认患者身份，口服药发放时未按规定使用 PDA 扫描确认患者的信息及医嘱，违反了护理操作常规。

2. 陪护人员因素 陪护人员在工作时间玩手机，违反了管理规定。

（二）改进方案

1. 加强查对制度的培训和督导，严格落实有效查对制度。日常工作中设置多情景的查对考核和检查，如直接叫患者的名字；患者或家属在看手机、听音乐、聊天等情况下的查对；不能听懂患者方言时的查对；身体不适或未完全睡醒时的查对等。

2. 建立依法管理和依法行医的意识。在临床护理工作中，不仅需要掌握护理核心制度和相关法律法规，更要养成有效执行的能力，建立安全护理意识。

3. 及时上报不良事件，对案例进行分析讨论，制订整改措施并持续改进。

4. 采取积极有效的措施预防患者身份识别错误，降低患者身份识别错误发生率。

5. 对患者和家属进行宣教，使其主动参与到护理安全监管工作中，减少差错。

【延伸知识】

（一）陪护制度

1. 为促进患者早日康复，使医疗护理工作有秩序地进行，为减少院内交叉感染，要尽可能地减少陪护。

2. 凡患者病情需要陪护的，需经病房主管医生及护士长共同协商同意，才可陪护。病情稳定后，停止陪护。

3. 陪护条件

（1）各种疾病导致多脏器功能损害，病情严重，且不在专科监护室监护者。

（2）病情有可能突然变化，发生严重并发症者。

（3）疾病诊断不清或病情反复和发展等情况而致生活不能自理者。

（4）各种原因造成的精神异常、意识障碍者。

（5）大手术、复杂的手术或复杂的介入治疗后患者。

（6）语言沟通障碍、失明及失聪者。

（7）有自杀倾向者。

（8）高龄、行动不便的患者或年幼无行为能力的患儿。

（9）长期卧床，生活不能自理者。

（10）医生认为需要家属陪护的特殊情况。

4. 陪护人员须遵守下列规定

（1）陪护人员必须遵守院内各项规章制度，听从医护人员的指导和管理，不得擅自翻阅病历和其他医疗文书，不得谈论有碍患者健康和不利于治疗的事项，不准将个人被服带至病区。

（2）为了防止交叉感染，陪护人员不准吃患者食物和使用患者用具，禁止在病区做饭、吸烟、洗澡、串病房，做私人活计，不能随意坐卧患者床铺，不得在患者床上睡觉，不得打地铺，不得占用病房空床。

（3）陪护人员要协助保持病房整洁、安静、爱护公物、节约水电，不准穿有响声的硬底鞋。

（4）凡不符合陪护条件者不得随意设陪护，不允许将其家属在病房留宿或在走廊、病区大厅过夜。

（5）陪护人员只限 1 人，尽量安排同性别家属陪住。有事离开患者时，应通知医护人员。

（6）陪护人员如违反院规或影响医院治安，经说服教育无效者，可停止其陪护，并与有关部门联系处理。

（二）护工管理制度

1. 遵守科室的各项规章制度，服从管理，在护士的指导下工作。

2. 工作时着工作服、软底鞋，做到干净整齐，仪表端庄，言行大方，态度热情。女性陪护人员不得披头散发、浓妆艳抹、佩戴首饰、染指甲。工作中做到"三轻四勤"。三轻：走路轻、说话轻、关门轻；四勤：眼勤、嘴勤、手勤、脚勤。

3. 保持病房干净整洁，物品摆放整齐，禁止使用大功率电器。

4. 做好患者的生活护理。在护士的指导下，协助卧床患者翻身、术后患者早期活动、为卧床患者进行肢体按摩，防止压疮和血栓发生。

5. 确保患者床单位整洁、干净、无渣屑，床单位有污渍、血迹等及时更换。

6. 在护士指导下，协助患者服用口服药。

7. 爱护公共仪器，用完后及时送回。

8. 有引流管的患者应注意引流管固定情况和引流液变化等。翻身、活动时应先妥善固定引流管。

9. 心电监护异常报警时，要及时报告护士。

10. 陪护期间自觉维护病区的秩序，不得坐卧病床、吸烟，不得在熄灯前搭放躺椅，不得议论有碍患者康复的事宜。工作时间不允许玩手机，不允许在楼道内聚众聊天，不能脱岗、离岗，不能在病房内会私客，不能饮酒。

第 5 章

操作不当引发的不良事件

第一节　注射器误伤家属

【案例】

患者赵某，女性，68 岁，诊断为消化道出血、丙型肝炎，主因解黑便 4 天，加重 1 天来诊，加床收入感染科住院治疗。护士遵医嘱给予患者血凝酶 2U 肌内注射，操作完毕转身处理注射器时，针头刺入患者女儿的手部，造成皮肤破损、出血，立即冲洗并消毒皮肤，创可贴保护伤口。家属情绪激动，担心传染丙型肝炎，值班护士按流程逐级报告，并给予家属检查免疫四项等处置，后每 3 个月复查 1 次，持续观察 1 年，未造成不良后果。

【解析】

（一）原因分析

1. **患者及其家属因素**

（1）疾病因素：丙型肝炎传播途径主要有体液传播、性传播及母婴传播。其中体液传播包括输注污染丙型肝炎病毒的血液制品，被丙型肝炎病毒污染的注射器等。丙型肝炎可导致肝脏慢性炎症坏死和纤维化，部分患者可发展为肝硬化甚至肝癌，暴露后可造成暴露者极大的恐慌。

患者患有丙型肝炎，病毒经输血和血制品、破损的皮肤和黏膜接触、针刺等方式传播，可导致肝脏慢性炎症坏死和纤维化，部分患者可发展为肝硬化甚至肝癌，暴露后可造成暴露者极大的恐慌。

（2）家属因素：感染科患者大部分为慢性病，因病程时间、治疗周期长，反复住院，个别患者表现不合作，甚至对护理人员采取的消毒隔离措施存在抵触心理。家属未遵守病区陪护制度，在护士给予患者治疗时，未离开操作区，影响护士执行操作。

（3）认知因素

1）患者及其家属没有经过系统的疾病知识培训，缺乏消毒隔离知识和防护意识，在陪护过程中，容易出现交叉感染风险。

2）患者及其家属的丙型肝炎知识来源于网络和他人交谈等途径，知识了解不够客观、全面，误认为针刺出血后一定会传染丙型肝炎，且不可治愈，并发症严重等，造成内心恐慌。

2. 护士因素

（1）执行操作不规范：操作前未根据病区的环境和执行的操作需要，合理布置治疗区域，家属未按要求离开治疗区域。操作结束后，手持锐器姿势错误，针头朝向他人导致针刺伤的发生。

（2）病区管理不到位：护理人员对陪护管理、疾病知识的宣教干预较少，进而影响患者及其家属对护理工作的配合程度。护士未能严格落实病区管理制度，未告知家属不得在查房、治疗、床旁无菌操作时旁观或干扰医务人员。

（3）安全意识不强：患者患有丙型肝炎，护士在护理、治疗时未加强防护意识，未按照标准防护要求评估操作环境。

3. 管理因素

（1）陪护制度落实不严格：感染科因为疾病的传染性和特殊性，在临床中容易出现交叉感染，如果在陪护过程中管理不当，可能引发医疗纠纷和社会问题，令护理难度增加。护理人员因为忙于落实医嘱或各项护理等工作，未按要求对陪护人员进行有效管理，查房、治疗的时段未制止陪护人员在操作人员身后旁观，不能预见性地对陪护工作提供相应的指导，从而增加了感染风险，降低了护理质量。

（2）传染病管理制度落实不规范：患者床头未悬挂警示标识，传染病患者未按照要求保持床间距，空间狭窄是造成不良事件发生的高危因素。

（3）收容制度落实不彻底：未严格按照医院规定的编制床位收容患者，病室内加床导致拥挤，患者及其家属活动空间不足，治疗操作受限，容易出现安全隐患。

（4）人员培训不到位：护士未掌握正确的针刺伤及不良事件的处理流程，反映科室对护理人员的培训及考核，以及独立上岗的资质准入的标准不够严格规范。

（二）改进方案

1. 加强病区管理，做好健康宣教

（1）加强对患者及陪护人员的健康教育宣传，讲解疾病传播途径、预防的措施和日常生活中的注意事项，指导患者合理饮食、作息，养成良好的生活习惯，提高其对传染性疾病的认知，避免交叉感染。

（2）严格落实陪护制度。入院时向患者家属及陪护人员讲解管理制度及预防感染的措施，使陪护人员防护意识由被动转为主动，严格执行消毒、隔离规定，控制感染风险。医护人员向陪护人员详细讲解医院各项感染性预防措施，如各种疾病的感染途径及预防措施、陪护的卫生与消毒问题，一次性物品的使用等；向陪护人员强调手卫生与消毒，避免交叉感染；陪护人员需要定期进行身体健康检查，避免存在传染病或严重疾病的人员参加陪护工作导致交叉感染；危重患者须由医院职业护工陪护。

（3）加强病房管理。严格落实病区管理制度，做到有章可循、按章办事、严格执行，规范陪护人员行为，明确职责，保证落实效果。例如，禁止陪护人员坐卧病床、减少探视人员的进出、在病区大声喧哗、吸烟等行为。

（4）走廊、病房内张贴相关宣传知识，方便患者及其家属随时了解学习。详细讲解医院支持系统的各项功能，减少人员流动。

（5）严格按照病房管理要求设计规划病房空间，按照疾病感控要求标准摆放床位，收容患者数量符合编制床位数，不得私自加床。

2. 加强护理技能培训，规范职业暴露处置

（1）加强职业暴露培训，增强职业暴露的危害和风险认识，提高自我防范意识。护理人员上岗之前必须接受医院的职业防护培训，对锐器伤的危害、上报程序及紧急处理措施进行重点培训。对新入职、转岗护士严格执行岗位带教制度，带教过程中对岗位有可能发生的锐器伤环节进行重点教育，引入锐器伤预防措施的教育。培训分两阶段，首次培训重点增加医务人员的血源性职业暴露防护知识，增强防护意识，提升防护技能，规范安全防护行为；培训内容包括血源性职业暴露相关防护知识、常见的不安全防护行为、锐器伤的流行趋势、职业暴露的风险性等，以增强警示作用，提高医务人员对安全行为的认同度；强化培训主要是巩固初次培训内容，对重点、难点及关键内容进行考核。通过反复、多形式教育干预，使医务人员正确理解所学知识，最终促进行为转变。

（2）如发生职业暴露后，及时处置暴露部位和进行药物预防十分关键，印发职业暴露处置报告流程图（图5-1），张贴在科室显著位置，指导护士按正确流程进行处置和上报。

（3）发挥护理质量控制小组作用，针对传染病疾病特点、临床循证依据等定期学习讨论，结合患者个人情况进行全面评估，讨论安全隐患，并依此制订有针对性的护理工作内容。

（4）定期组织患者、陪护人员、医护人员召开沟通会，针对护理工作中可能出现的问题进行讨论，提出预防措施，并加强与患者的沟通，制订有效的护理计划及措施，提高护理质量。

（5）建立针刺伤回访制度：对于上报的针刺伤不良事件，于3个月、6个月、

9 个月、12 个月进行回访，进行免疫学监测，及时通报感染情况。

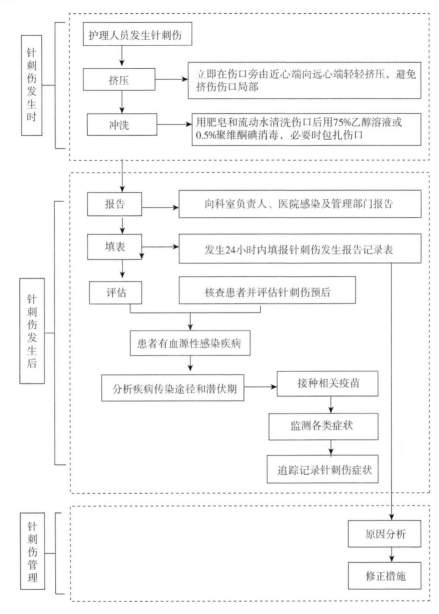

图 5-1 医务人员锐器伤处置流程

（6）建立主动的血源性病原体职业接触监测制度，填写工作人员血源性病原体职业接触登记表（表 5-1），完善报告流程，宣教上报制度及上报程序，提高上报登记率。

（7）规范操作程序，开展专题规范化操作培训，提高规范化操作能力；建立规范化操作监督制度，督促医务人员执行规范化操作程序，降低职业暴露风险。

（8）医院感染管理科专职人员每月不定期抽查医务人员锐器伤处置流程的知晓率和正确率，提高可操作性。

表5-1 工作人员血源性病原体职业接触登记表

<table>
<tr><td rowspan="7">基本情况</td><td colspan="2">姓名（编号）</td><td colspan="2">性别</td><td colspan="2">年龄</td><td></td><td>工龄</td><td></td></tr>
<tr><td colspan="2">单位（目前）</td><td colspan="5"></td><td>电话</td><td></td></tr>
<tr><td colspan="2">职业</td><td colspan="7">医生：军人□　聘用□　非现役□　进修□　实习□　　卫生员 □
护士：军人□　聘用□　非现役□　进修□　实习□　　其他：</td></tr>
<tr><td colspan="2">个人防护用品的
使用情况</td><td>使用　　□
未使用　□</td><td colspan="2">是否接受过专业
操作培训</td><td>是 □
否 □</td><td colspan="2">是否接受过职业安
全卫生操作培训</td><td>是 □
否 □</td></tr>
<tr><td colspan="2">既往发生职业接触的情况</td><td>时间</td><td colspan="3">地点</td><td colspan="2">接触方式</td><td>采取的措施</td></tr>
<tr><td colspan="10" style="height:1px"></td></tr>
<tr><td colspan="10" style="height:1px"></td></tr>
</table>

<table>
<tr><td rowspan="6">本次接触方式</td><td colspan="2">针刺或锐器损伤</td><td colspan="6"></td></tr>
<tr><td rowspan="2">何种器械</td><td>空芯针 □　具体名称：</td><td colspan="4">实芯针 □　　具体名称：</td></tr>
<tr><td>其他器械：</td><td colspan="4">其他器械：</td></tr>
<tr><td>污染物来源</td><td>血液 □</td><td>含血体液 □</td><td colspan="3">其他：</td></tr>
<tr><td>损伤具体部位</td><td>手指节侧</td><td colspan="4">其他部位</td></tr>
<tr><td>损伤程度危险度</td><td colspan="2">表皮擦伤、针刺，低危 □</td><td colspan="3">伤口较深，器皿上可见血液，高危 □</td></tr>
</table>

<table>
<tr><td rowspan="8">本次接触方式</td><td colspan="3">接触（沾染性接触，非锐器损伤时填写）</td></tr>
<tr><td colspan="2">接触具体部位：</td><td>接触面积：　　　　cm²</td></tr>
<tr><td colspan="2">皮肤：　　无破损 □　　有破损 □</td><td>黏膜：□</td></tr>
<tr><td>污染物来源</td><td>血液 □　　何种体液：</td><td>其他</td></tr>
<tr><td rowspan="2">接触量和时间</td><td>量小接触时间短　　□</td><td>量大接触时间短　　□</td></tr>
<tr><td>量小接触时间长　　□</td><td>量大接触时间长　　□</td></tr>
<tr><td colspan="3">其他方式</td></tr>
<tr><td colspan="2">致伤方式　　抓伤□　咬伤□　其他：</td><td>破损、出血　有 □　　无 □</td></tr>
</table>

<table>
<tr><td rowspan="3">经过</td><td>发生时间</td><td>发生地点</td><td></td></tr>
<tr><td colspan="3">发生经过</td></tr>
<tr><td colspan="3">原因初步分析</td></tr>
</table>

<table>
<tr><td rowspan="7">紧急处理</td><td rowspan="3">皮肤处理</td><td colspan="2">是否挤出损伤处血液：是□　否□</td><td colspan="2">清水冲洗：　　　是□　否□</td></tr>
<tr><td colspan="2">是否用肥皂　　　是□　否□</td><td colspan="2">冲洗时间：　　　　　分钟</td></tr>
<tr><td colspan="2">是否消毒　　　　是□　否□</td><td colspan="2">消毒药物</td></tr>
<tr><td rowspan="2">黏膜冲洗</td><td colspan="2">生理盐水 □</td><td colspan="2">清水　　　　　　　□</td></tr>
<tr><td colspan="2">其他液体：</td><td colspan="2">冲洗时间：　　　　　分钟</td></tr>
<tr><td colspan="4">备注</td></tr>
</table>

续表

源患者评估	源患者的基本情况	患者编号（ID）：		性别：	年龄：	
		诊断：				
		血源性病原体感染确诊时间：			检测单位：	
	已知源患者检测结果	抗 HIV 阳性□	HBV 阳性　□	抗 HCV 阳性　□	梅毒　□	
	未知源患者的风险	HIV　　□	HBV　　□	HCV　　□	梅毒　□	
	HIV/ AIDS	接触级别	1 级接触　□	2 级接触　□	3 级接触　□	
		源患者严重程度	轻度　　□	重度　　□	不明　　□	
	评估人					

【延伸知识】

（一）肌内注射给药法

肌内注射是将一定量的药液注入肌内组织的给药方法。

1. 目的

（1）需要一定时间内产生药效，而不能口服的药物。

（2）不宜或不能静脉注射，要求比皮下注射更迅速发生药效的药物。

（3）用于注入刺激性较强或药量较多而不宜皮下注射的药物治疗。

2. 评估

（1）评估患者的用药史和过敏史。

（2）评估注射部位的皮肤与肌肉情况。

（3）评估患者意识、心理及合作程度。

3. 计划

（1）护士准备：着装整洁，行手卫生，戴口罩。

（2）物品准备：注射盘 1 个、污物罐 1 个、复合碘医用消毒棉签 1 包、医用酒精 1 瓶、棉签 1 包、手消毒液 1 瓶、药品、注射器 1 支、锐器盒 1 个、无菌棉球 1 包（彩图 102）。

（3）环境准备：病室干净整洁。

（4）核对医嘱，携用物至患者床旁。

（5）识别患者，向患者及其家属解释肌内注射法的目的及过程，并取得同意。

4. 实施

（1）体位准备

1）臀部注射：①侧卧位，上腿伸直，下腿稍弯曲；②俯卧位，两足尖相对，足跟分开；③仰卧位，用于不宜侧卧的患者，限于臀中肌、臀小肌注射。

2）上臂三角肌注射：取坐位或立位，单手叉腰使三角肌显露。

3）股外侧肌注射：自然坐位为宜。

（2）选择注射部位（彩图 103）

1）臀大肌注射定位：①十字法（图 5-2），从臀裂顶点划一水平线，再从髂嵴最高点上做一垂直线，外上 1/4 处为注射部位；②连线法（图 5-3），从髂前上棘到尾骨连线的外上 1/3 处为注射部位。

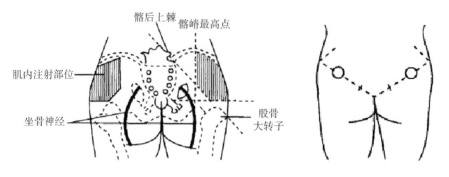

图 5-2　臀大肌十字法定位　　　　　图 5-3　臀大肌连线法定位

2）三角肌注射部位（图 5-4）：上臂外侧，自肩峰下三横指下三角肌处注射。

3）臀中肌、臀小肌注射定位法（图 5-5）：以示指尖和中指尖分别置于髂前上棘和髂嵴下缘处，在髂嵴、示指、中指指尖构成一个三角形区域，其中示指与中指构成的内角为注射区。

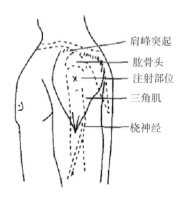
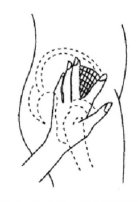

图 5-4　三角肌注射部位　　　　图 5-5　臀中肌、臀小肌注射部位

（3）复合碘医用消毒棉签消毒皮肤 1 遍，消毒范围直径为 5～6cm（彩图 104）。

（4）取一个棉签夹于左手示指与中指之间。

（5）取已抽药的注射器，排尽注射器内空气。

（6）左手拇指、中指、环指绷紧局部皮肤，右手中指固定针栓，执毛笔式握住注射器，用手臂带动腕部的力量，将针头快速垂直刺入，使针尖达到肌肉层（彩图 105）。

（7）左手放松皮肤，固定注射器及针栓，右手回抽活塞确定无回血，慢慢将药液全部注入（彩图 106）。

（8）注射完毕，快速拔针用棉签按压穿刺点（彩图 107）。

（9）再次核对，协助患者取舒适体位，整理床单位。

（10）行手卫生，记录用药时间、药品名称、剂量及患者用药后反应。

5. 评价

（1）严格执行无菌操作原则及"三查七对"制度。

（2）患者卧位正确，操作时注意保暖。

（3）选择部位、进针深度及给药剂量正确，注射速度适宜，注射器针头无污染。

6. 健康教育

（1）告知患者肌内注射药物的目的、方法和注意事项。

（2）告知患者注射后若出现不适，及时呼叫医务人员。

7. 注意事项

（1）选择合适的注射部位，避免刺伤神经和血管，不能在有炎症、硬结、瘢痕等部位注射。

（2）需要两种以上药液同时注射时，应注意配伍禁忌。

（3）同时注射多种药液时，应先注射刺激性较弱的药液，后注射刺激性较强的药液。

（4）注射时做到二快一慢（进针快，拔针快，推药慢）。

（5）2 岁以下婴幼儿不宜选择臀大肌注射，避免损伤坐骨神经，应选用臀中肌、臀小肌注射。

（二）护理专家共识

针刺伤是指由注射针头、缝合针、穿刺针等医疗锐器导致的皮肤损伤，针刺伤是当今医务工作者面临的严重职业危害之一，可引起血源性疾病的传播，威胁着医务人员的职业安全和生命健康，给暴露者带来极大的精神和心理压力和沉重的经济负担。护理人员是针刺伤的高危人群，由针刺伤所致的血源性传播疾病的发生率高于其他医务工作者。目前，针刺伤已成为护理人员关注的重大安全问题之一，我国尚无相关针刺伤防护的护理专家共识，为推动我国护理人员针刺伤预防和处理工作的规范化，有效降低针刺伤对护理人员的伤害，中华护理学会护理管理专业委员会组织相关领域专家，撰写《针刺伤防护的护理专家共识》（以下简称共识）。

1. **针刺伤的流行病学特征**

（1）发生现状：据统计数据显示，护理人员在过去 1 年内针刺伤的发生率印度为 67.4%，韩国为 70.4%，英国、日本、澳大利亚为 10%～46%，美国为 64%。在我国，护理人员针刺伤也时有发生。

（2）人群分布：工作年限≤5 年的低年资护理人员针刺伤发生率最高，实习护士是针刺伤发生的高危人群。

（3）科室分布：护理工作节奏快、任务重、临床诊疗及护理操作多、高度紧张忙碌的科室是针刺伤发生较多的场所。

（4）发生环节：注射过程、锐器处理过程、回套针帽、拔除注射针、静脉导管管理过程、采血、整理废弃针头等为针刺伤发生的主要环节。我国调查结果显示，回套针帽、拔除注射针、整理废弃针头、采血等为发生针刺伤最常见的环节。

（5）针刺伤工具：注射针、头皮钢针、静脉导管针、真空采血针等是引起针刺伤的主要工具。具有安全装置的针具，不正确操作也会引起针刺伤的发生。

2. 引起针刺伤的主要危险因素

（1）护理人员因素

1）护理人员针刺伤防护意识薄弱。

2）各种因素导致的护理人员疲劳、工作匆忙，对标准预防措施遵守程度降低。

3）焦虑等负性心理状态也是发生针刺伤的原因。

（2）防护用品因素

1）安全器具使用率低，防护用具不能就近获取。

2）锐器回收容器的容积与口径比例不匹配。

3）锐器回收容器配备数量不足、规格不适宜、放置位置不合理等。

4）锐器回收容器内医疗废物未及时处理，导致存放过满。

（3）工作环境因素：采光不良、拥挤、嘈杂及患者不配合的操作环境易导致针刺伤。

（4）操作行为因素：未执行操作规范的危险行为包括回套针帽、徒手传递手术缝合针、直接用手弯曲缝合针、处理各种针头，以及清洗整理锐利医疗器械动作过大、将各种锐器随意丢弃、未采取保护措施等。操作时注意力不集中、操作流程不规范等均会造成针刺伤。

（5）职业防护培训因素

1）职业防护培训不到位、培训时间少、培训形式单一。

2）护理人员对职业防护重视程度不够，培训后依从性低，发生针刺伤后上报率低。

3）培训后考核未到位。

（6）制度保障因素：预防针刺伤相关制度、规范、流程、标准、预案等未建立、修订和完善。

3. 针刺伤的预防

（1）提升职业安全意识

培训：①聘用单位应对新入职的护理人员针对预防针刺伤的重要性等进行安全意识培训；②聘用单位每年应对护理人员进行正确的、标准的安全工作流程培训；③聘用单位应培训护理人员正确使用安全型护理工具；④聘用单位应每年进行一次血源性传播疾病的流行病学知识培训。

（2）安全文化

1）应把预防针刺伤和预防血源性病原体感染纳入护理风险管理与控制计划中。

2）营造安全文化氛围，将护理安全文化与人性化管理系统融合体现。

3）组织多种形式的活动，建立和强化护理人员安全文化观念与意识。

（3）加强职业管理

1）建立职业安全和预防针刺伤发生的管理制度。

2）制订各类预防针刺伤发生和发生后的管理机制与措施实施流程。

3）建立各类针刺伤预防的专项培训、考核和评价制度。

（4）确保环境安全

1）采光：各类穿刺操作的视野环境应保持光线充足、明亮、舒适。

2）空间：操作台面应平展、宽敞，物品有序放置。

3）物品备置：实施各类穿刺操作前，应确保各种用具、工具、辅助用品在操作者的可及范围内，避免手持锐器远距离移动。

（5）加强患者管理

1）应了解患者的血液检测结果。

2）应视所有患者均具有经血源传播疾病的潜在风险，进行穿刺操作时应采取标准预防措施。

3）为有明确血源性传播疾病的患者执行各类穿刺操作时，宜戴双层手套。

4）为不配合的患者做穿刺治疗时宜有他人协助。

（6）选择合适工具

1）宜选择带自动激活装置的安全型针具，宜使用无针输液接头，建议使用带有保护套的针头、安全型采血针、带有尖峰保护器等安全装置的静脉输液器及有自动回缩功能的注射器等。

2）宜建立静脉无针系统，如静脉留置导管宜使用静脉无针系统连接。

3）条件允许的情况下，手术中宜使用钝针。

（7）规范操作

1）护理人员应严格执行各项穿刺操作的规范和流程。

2）手术中需传递锐器时，避免徒手传递，应将锐器置于防刺破的容器（如弯盘、托盘）中进行无接触式传递。

3）各类穿刺针具使用过程中，如必须回套针帽，应使用辅助工具单手回套针帽。

4）配备足量的锐器回收容器，放置在护理人员操作可及区域内。

（8）严格落实医疗废物处理要求

1）各类穿刺针使用后不可故意弯曲、折断，不可分离注射器针头。严禁针头回套针帽、徒手分离和二次分拣使用后的注射器和针头。

2）操作者应立即将使用后的各类穿刺针放入锐器回收容器中，按医疗废物防护标准处理。

3）锐器回收容器应防刺破且防渗漏，尺寸以能容纳各种锐器为宜，并加盖管理。

4）移出存放污染锐器的容器前应先评估，若有发生穿透或渗漏的可能，应将其放入第二层密闭、防穿刺、防渗漏的容器中。

（9）规范信息管理

1）建立由专人负责的针刺伤预防信息管理系统。

2）在信息管理系统中，建立针刺伤防范的相关制度和工作流程。

3）建立针刺伤的登记、报告制度与流程，准确收集、分析数据信息。

4）系统定期维护、升级，保障信息发布的及时性、同步性和全面性。

（10）注重督导与考核

1）各级管理部门应定期对各类穿刺相关操作流程进行考核。

2）应将操作流程纳入主管部门质量管理内容，并不断修订和完善。

3）应对各类有关穿刺器具的使用进行督导。

（11）定期评价

1）针对操作流程考核结果进行评价修正。

2）针对修订流程进行应用验证。

3）针对各类穿刺器具应用结果进行评价。

（三）针刺伤发生后处理

1. 针刺伤发生后，尽快确定传染源及风险程度，立即按规定逐级报告，采取相应的补救措施。

2. 发生血源性病原体意外接触后应立即进行局部处理。

3. 应遵循《中华人民共和国国家职业卫生标准》中关于血源性病原体职业接触的防护要求，定期进行相关血清学检测，并根据实际情况接种疫苗。

（四）针刺伤处理流程

1. 伤口处理

（1）挤血：损伤后，立即在伤口旁端（周围）挤压，尽可能挤出损伤处的血液；禁止进行遮盖伤口的局部挤压，以免污染血液进入体内。

（2）冲洗：使用肥皂液和流动水冲洗皮肤，用生理盐水冲洗黏膜。

（3）消毒：使用消毒液，如 500mg/L 碘伏或 75%乙醇溶液进行浸泡或擦拭消毒，并包扎伤口（其他可用的消毒剂：0.2%～0.5%的过氧乙酸，1000～2000mg/L 次氯酸钠、3%过氧化氢溶液等）。

（4）报告：在现场处理后，必须立即报告感染控制科（护士还应报告护士长、护理部，医师/技师还应报告医务部医疗处）进行进一步处理；尽快填写病原体职业暴露报告卡报送感染管理部门。

2. 预防性治疗措施　对于经血传播病原体的锐器伤，在进行现场局部处理后，应根据病原体的种类，尽快采取药物预防性治疗或免疫预防措施。

（1）艾滋病病毒（HIV）：参照卫生部下发的《医务人员艾滋病病毒职业暴露防护工作指导原则（试行）》及《艾滋病诊疗指南》有关规定执行。

1）应当根据暴露级别和暴露源病毒载量水平实施预防性用药方案。

2）预防性用药方案分为基本用药程序和强化用药程序。基本用药程序为两种逆转录酶制剂，使用常规治疗剂量，连续使用 28 天。强化用药程序是在基本用药程序的基础上，同时增加一种蛋白酶抑制剂，使用常规治疗剂量，连续使用 28 天。

3）预防性用药应当在发生 HIV 职业暴露后尽早开始，最好在 2～4 小时实施，最迟不得超过 24 小时；即使超过 24 小时，也应当实施预防性用药。

4）暴露级别，暴露源病毒载量水平的判定，以及具体用药方案，参照上述文件执行。

（2）乙型肝炎病毒（HBV）：判定暴露源 HBV 抗原指标为阳性，至少 HBsAg 为阳性。暴露者本人现场处理后马上进行 HBsAg 和 HBsAb（抗-HBs）检测，并按以下原则进行处理。

1）如果接种过乙型肝炎疫苗，且 HBsAb≥10IU/L，则不进行特殊处理。

2）如果未接种过乙型肝炎疫苗，或虽接种过乙型肝炎疫苗，但 HBsAb<10IU/L 或其水平不详，应立即（至少 24 小时内）注射高效价乙型肝炎免疫球蛋白（HBIG）200～400IU，并同时在不同部位接种一针乙型肝炎疫苗（20μg），于 1 个月和 6 个月后分别接种第 2 针和第 3 针乙型肝炎疫苗（各 20μg）。

3）接种疫苗最后一针 1～2 个月进行 HBsAg 和 HBsAb 等检测，必要时检测 ALT。

（3）丙型肝炎病毒（HCV）：目前尚无 HCV 疫苗和肯定有效的预防性治疗措施，只能强调加强局部伤口的现场充分处理，定期随访（4～6 周检测 HCV-RNA、4～6 个月复查 HCV 抗体和转氨酶等）以发现是否感染。一旦检测阳性，立即咨询专业医生考虑予以抗病毒治疗。

（4）梅毒螺旋体：发生血源性梅毒接触后当日、3个月、6个月各进行血清梅毒抗体检测1次，在临床（皮肤科）医生指导下，按早期梅毒治疗方案进行预防用药，如注射苄星青霉素120万U，1次/周，共注射3次，定期进行血清梅毒抗体检测。

（五）病区管理制度

1. 病区管理规定

（1）病区在科主任领导下，由护士长负责管理，在班人员积极协助。

（2）保持病区安静，避免噪声，做到"四轻"（走路轻、说话轻、开关门窗轻、一切操作和拿放物品轻）。工作人员在病区内不得穿有响声的硬底鞋。

（3）保持病区清洁整齐，统一病房陈设，室内物品和床位要摆放有序，各种标牌醒目。

（4）保持室内空气清新，每天通风，冬季2～3次/天，每次30分钟。

（5）加强营具与被服管理，病房物品、设备建立账目，有专人保管，护士长协助科主任做好精密贵重仪器的保管。定期清点，做到账物相符，如有遗失或损坏及时查明原因，管理人员变动时要办好交接手续。

（6）医疗大楼内墙壁、门窗不准乱钉钉子、张贴纸条等。严禁从窗口向外倒水、吐痰、扔果皮、纸屑等。节水、节电，水电损坏及时修理维护。

（7）病区冰箱内不得存放私人物品。

（8）工作人员应关心体贴患者，态度和蔼，做好入院宣教，各班护理人员要督促患者自觉遵守住院规则，护士长定期征求患者意见，改进病房管理工作，并检查各班健康教育工作的落实情况。

（9）工作人员在工作时间要按规范标准着装，穿着工作服、戴工作帽、无菌操作时戴口罩。

（10）工作人员不准在病区做饭、洗衣服，私人物品不得带入工作场所，不准带小孩到医疗大楼内玩耍。

（11）工作人员在工作时间应严肃认真，严禁大声喧哗，不准看非医学书报和杂志，禁止在病区内聊天、谈笑、吸烟。

（12）各科工作人员不得互串病区，严格控制人员流动。

（13）严格管理陪护、探视人员。禁止闲散人员进入病区。保障病区安全。

2. 住院患者管理制度

（1）病区作息时间

起床：06：00（夏季）　　　06：30（冬季）

熄灯：22：00（夏季）　　　21：30（冬季）

午睡：12：00～14：30

开饭：普食（三餐）07：30　11：30　17：30

　　　　半流（五餐）07：30　11：30　14：30　17：30　19：30

发药：07：00　　11：00　　　16：30

查房治疗：上午 08：00～11：30　　　　　下午 14：30～17：00

收看电视：15：00～21：30

（2）病区管理要求

1）患者住院期间应自觉遵守医院规章制度，服从医护人员管理，积极配合治疗，协助医护人员做好病房管理。

2）保持病房清洁、整齐、安静、有序，病区内不得大声喧哗，接听电话时应轻声对讲，以免影响其他患者的休息；不穿有响声的硬底鞋；上午为诊治时间，患者不得离开病房、不准打扑克、下棋、听收音机、看电视、洗澡。

3）为了防止交叉感染，请勿互串病房、病区，不得坐卧于他人床铺。

4）患者应按医院规定着病员服，拖鞋只限病区内穿用，到户外活动时请更换便鞋。

5）未经允许不得进入护士站、治疗室、处置室、医生办公室，不得私自翻阅病历及有关医疗文件。禁止使用护士站电话。

6）维护公共卫生。不得随意吐痰，乱扔纸屑。严禁从窗口向外倒水，扔废弃物，医疗大楼内禁止吸烟。

7）注意节约水电，爱护公物，损坏者照价赔偿。未经许可不得任意挪动病床和床头柜。

8）要妥善保管好个人物品，妥善保管好贵重物品。除生活必需品外其他物品不得带入病房。

9）为了配合饮食治疗，患者住院期间一律由营养室供应伙食，如有特殊情况家属送饭，需经护士长批准。凡探视者带来的食物须经医护人员同意后才可食用。

10）探视者须按规定时间探视，每次探视人员不得超过两人，时间不得超过1 小时，3 岁以下儿童请勿带入病房。

11）患者住院期间，不得私自邀请院外医师和服用自带药品。未经医生允许不得私自外出，私自外出者，按自动出院处理。

3. 病房安全制度

（1）病室通道要通畅，禁止堆放各种物品、仪器设备等，保证患者通行安全。

（2）各种物品、仪器、设备固定放置，便于清点、查找及检查。

（3）病房内一律禁止吸烟，禁止使用电炉、蜡烛及点燃明火，使用酒精灯时按操作规范执行，工作人员不能离开，以防失火。

（4）病房应按要求配备必要的消防设施及设备，消防设施完好、齐全，上无杂物。防火通道应畅通，不堆堵杂物。

（5）加强对陪住和探视人员的安全教育及管理。

（6）告知患者贵重物品自己妥善保管。

（7）严格控制探视时间，探视时间结束及时请探视人员离开病区。

（8）加强巡视，如发现可疑人员，及时通知保卫处。

（9）在开水炉、洗漱间等危险区域设警示标识，以示安全。

第二节　采血不规范延误治疗

【案例】

患者吴某，女性，43 岁，发热 7 天，加重伴喘憋 2 天急诊科就诊。医嘱予静脉输液并急查血常规、血生化、凝血四项、免疫四项、血培养。护士为了节省时间，减轻患者痛苦，先为患者进行了留置针穿刺，后经留置针抽取血标本送检。30 分钟后检验科电话通知，血常规标本凝血、生化标本溶血、凝血四项标本血量不足，需要重新抽血化验。家属认为护士操作不当延误了救治时间，引发纠纷。

【解析】

（一）原因分析

1. 护士因素

（1）静脉采血操作不规范：护士未按照静脉采血技术操作标准和流程要求，使用套管针采血，采血后没有及时充分混匀血液与抗凝剂。

（2）采血管标签粘贴不正确：采血管标签遮挡可视窗，使护士采血时无法准确地观察采血量，导致凝血四项采血不足。

2. 管理因素

（1）人员分配不合理，未按工作量和高峰时段进行弹性排班。

（2）在职人员持续培训有待提升：护理人员对错误操作可能导致的危害了解不足，应加强护理人员相关培训。

（二）改进方案

1. 组织全员培训静脉采血技术，通过操作演示、理论学习、查阅文献分享等方式，通过跟班、考核等方式检验培训效果。

2. 护理部与检验科共同制定采血标准化流程及注意事项，编写《检验标本采集手册》，组织学习培训。

3. 弹性排班，在高峰时段增加人力，根据工作量增设"应急备班"岗位，确保工作安全。

【延伸知识】

（一）血液标本采集标准

1. 采集的容器　真空管及特殊容器。

2. 采集的注意事项　严格按照无菌技术操作（除按规定穿戴工作服外，还应穿戴一次性口罩和手套），防止患者采血部位感染，保证一人一针，杜绝交叉感染。

静脉采血时，止血带压迫时间<1 分钟，若止血带压迫>2 分钟，大静脉血流受阻而使毛细血管内压上升，可有血管内液与组织液交流，能使分子量<5000Da 的物质进入组织液；随着压迫时间的延长，局部组织发生缺氧而引起的血液成分的变化，检查结果会出现不应有的增高或减低。

静脉血采血顺序：血培养→血清管（红色帽）→血凝管（蓝色帽）→血沉管（黑色帽）肝素锂抗凝管（绿色帽）→EDTA-K2 抗凝管（紫色帽）→氟化钠-肝素钠抗凝管（灰色帽）

采集时，不要在患者输液输血或静脉推注某些药物的一侧采集，应选择对侧手臂肘前静脉采血。

抗凝管采集血液标本后，立即将试管轻轻颠倒 5～6 次，使血液与抗凝剂充分混匀。枸橼酸钠抗凝剂静脉采血时应第二管，如单独采集凝血标本时，应废弃第一管血。

对于 HCT>55%的患者采血量或抗凝剂量按下述公式计算，否则结果不可信，HCT 偏低，可使 PT 和 APTT 凝固时间缩短，HCT 偏高可使 PT 和 APTT 凝固时间延长。

抗凝剂用量（X）=（100-HCT）/（595-HCT）。

皮肤采血时，应尽量避开有炎症、化脓、冻伤等皮肤损害处。皮肤出汗时，应先用干棉签擦干，以免血液稀释。采取末梢血时，不要用力挤压，血液应自然流出。

3. 血液标本项目明细及规范　血液标本项目明细及规范见表 5-2。

表 5-2　血液标本项目明细及规范

检查项目	检查内容	真空管	采集量
血栓学	血浆凝血酶原时间（PT）、凝血酶原活动度、国际标准化比值、活化部分凝血活酶时间（APTT）、纤维蛋白原、凝血酶时间（TT）、血浆 D-二聚体、抗凝血酶Ⅲ活性、纤维蛋白（原）降解产物（FDP）、纤溶酶原测定、抗纤溶、酶原测定、纤维蛋白单体	枸橼酸钠抗凝真空管	2.7ml

续表

检查项目	检查内容	真空管	采集量
血栓学	凝血因子Ⅷ、凝血因子Ⅸ、凝血因子Ⅺ、凝血因子Ⅻ、凝血因子Ⅱ、凝血因子Ⅴ、凝血因子Ⅶ、凝血因子Ⅹ；vWF 抗原、活性、蛋白质 C、蛋白质 S、狼疮抗凝因子	枸橼酸钠抗凝真空管	2.7ml
	血小板聚集功能（ADP）	枸橼酸钠抗凝真空管	2.7ml
免疫学	免疫球蛋白 A、免疫球蛋白 G、免疫球蛋白 M、免疫球蛋白 E、免疫球蛋白轻链 κ、免疫球蛋白轻链 λ，IgG 亚型，补体 C3、补体 C4、CRP，类风湿因子、前白蛋白，铜蓝蛋白，触珠蛋白，β_2-微球蛋白，转铁蛋白，酸性糖蛋白，超敏 CRP、总补体效价、血清蛋白电泳及免疫固定电泳	含分离胶真空管	3～5ml
	白细胞介素 1、白细胞介素 2、白细胞介素 6、白细胞介素 8、白细胞介素 10，肿瘤坏死因子	含分离胶真空管	3～5ml
免疫功能评估	T 淋巴细胞亚群 $CD3^+$；$CD3^+CD4^+$；$CD3^+CD8^+$；B 淋巴细胞；NK 细胞等	EDTA-K_2 抗凝真空管	2ml
血液常规	血常规，网织红细胞计数与分类，嗜酸性粒细胞计数、白细胞介素 6、CRP、查找疟原虫等		
内皮损伤	白细胞介素 2、白细胞介素 8，vWF	EDTA-K_2 抗凝真空管	2ml
		枸橼酸钠抗凝真空管	2.7ml
血栓弹力图	血栓弹力图——普通测试、肝素测试	枸橼酸钠抗凝真空管	2.7ml
	血栓弹力图——激活剂 F、氯吡格雷（ADP）、阿司匹林（AA）	肝素抗凝真空管	2.7ml
血液流变学	血浆黏度、全血黏度	肝素抗凝真空管	3ml
遗传学	染色体核型分析	肝素抗凝真空管	2ml
血沉	血沉（红细胞沉降率，ESR）	枸橼酸钠抗凝真空管	1.6ml
血型鉴定	ABO 血型正、反鉴定、RH 鉴定	EDTA-K_2 抗凝真空管	1～4ml
溶血性贫血	血清酸溶血试验（Ham）	抽血前到实验室取特殊容器，需提前预约	4～5ml
	蔗糖水溶血试验	枸橼酸钠抗凝真空管	2.7ml
	红细胞渗透脆性试验	抽血前到实验室取特殊容器，需提前预约	2ml(检验人员与护士共同完成)
	抗人球蛋白（Coomb）直接试验	EDTA-K_2 抗凝真空管	2ml
其他	渗透压、幽门螺杆菌抗体	含分离胶的真空管	2ml

（二）生化标本采集标准

1. 申请单填写：临床医生需熟知检验项目的临床意义，应完整填写申请单各项内容，包括患者姓名、性别、出生日期、科别、床号、病案号、住院号、申请序号、标本类型、临床诊断或主要症状及特殊说明，如用药等。

2. 采集前的准备

（1）标本采集前，应避免暂时性和持续性运动对结果的影响。暂时性运动可使血浆脂肪酸含量减少，丙氨酸、乳酸含量增高；持续性剧烈运动后，会使 CK、ALT、LDH 和 GLU 等的测定值升高，一般要求患者休息 15 分钟后进行血液生化检验，应至少空腹 8 小时采集血液标本（急诊除外），采集前一天禁酒，禁高脂饮食，餐后血液中 ALT、GLU、BUN、Na^+ 等均可升高，空腹 24 小时以上则可出现低血糖，血中 TG 增高，高蛋白质饮食使血浆尿素血氨增加，但不影响肌酐含量。

（2）临床医护人员应向患者讲明某些药物、生理状况及体位对检验结果的影响。肌内注射一些药物，如苯二氮䓬类、哌替啶、利多卡因等可引起肌酸激酶升高；长期静脉滴注的患者可能出现标本稀释，造成某些项目结果偏低；静脉滴注高浓度药物，可使许多检验结果发生巨大变化。因此临床医生查看检验结果，必须考虑到患者治疗等因素。

3. 患者原始标本以"申请序号"为唯一标识。

4. 标本采集顺序：根据美国实验室标准化委员会（NCCLS）推荐的顺序：第一管血为血清管，依次为血凝管、血沉管、肝素管、$EDTA-K_2$ 抗凝管、氟化钠抗凝管。患者静脉条件较差，有可能采血量不足，则应首先考虑血凝和血沉管，因为这两种标本对血量要求严格。

5. 标本采集管：血液生化、肿瘤标志物检测均使用静脉血标本。血液常规生化检验、肿瘤标志物、糖化血清蛋白检测使用含分离胶不抗凝真空采血管；血液急诊生化检验采用肝素钠抗凝真空采血管；单独测血糖或糖耐量实验应选用含氟化钠和肝素钠抗凝剂采血管，此管绝对不能用作生化无机离子和糖化血清蛋白的检测。FK506 血药浓度、雷帕霉素血药浓度测定采用 $EDTA-K_2$ 抗凝。

6. 标本采集体积：血液常规生化、肿瘤标志物检验标本 3～5ml，血液急诊生化标本 2～3ml，血糖和糖耐量实验标本均至少 2ml，FK506 血药浓度、雷帕霉素血药浓度测定至少 3ml。

7. 标本采集时间：生化标本采集原则上要求患者空腹，一般要求空腹至少 8 小时。

8. 标本采集注意事项

（1）应防止血标本溶血，溶血可以使血清中 K^+、LDH、CK、CK-MB、AST、

TB 等结果升高，钠、磷等浓度的降低。

（2）采血不能与静脉输液同侧肢体，禁止从输血三通管采血。

（3）标本采集时间对检验结果的准确性十分重要，务必在采血完成后在信息系统中录入采集时间。

（4）注意标本采集管的类型，严禁错误使用。

（5）如患者标本具有传染性，应在标本上注明。

（6）标本采集后应尽快送检。

（7）血气分析标本，应避免凝集和气泡产生。

（8）止血带捆扎不要过长，一般不超过 1 分钟。若止血带捆扎超过 2 分钟，会引起局部组织压迫缺氧，引起血液成分变化，检测结果出现不应有的增高或降低。

9. 标本保存和运送

（1）标本的运送必须在安全、密闭的条件下，由外送人员或通过物流自动传输系统运送。

（2）标本留取后，应立即送检。

（3）血氨、乳酸检测标本必须置冰盒或冰块中立即送检，2 小时内完成检测。

（4）标本的运送必须保证生物安全，防止溢出。溢出后应立即对环境进行消毒处理。对有传染性的标本应遵守国家及本地区对传染性特殊标本运送的有关规定进行运送。

第三节　操作不规范扎破血袋

【案例】

患者孙某，男性，52 岁，诊断为消化道出血、胰腺恶性肿瘤。患者血红蛋白为 50g/L，医嘱给予 B 型红细胞悬液 1U，静脉滴注。护士在连接输血器时用力过大，输血器针尖刺破插口处血袋，护士立即用止血钳夹闭输血袋破损处，报告医生和护士长，和患者家属进行沟通解释，联系输血科，将血液送回并重新配血继续治疗，未造成不良后果。

【解析】

（一）原因分析

护士因素　操作方法错误，插入输血袋时未保持平行操作。

（二）改进方案

1. 加强护士在职培训

（1）认真学习医疗卫生法律、法规及输血相关制度，贯彻落实各项医疗护理规章制度，增强法律意识，杜绝安全隐患。

（2）培训静脉输血技术的规范化操作，血袋与输血器连接时平行放置，一手固定血袋接头，另一手将输血器缓慢旋转平行插入。强调护士在临床工作中要求遵循"稳、准、轻、快"的原则及输血过程中意外事件的紧急处理，严格执行查对制度，增强安全输血意识，掌握注意事项。

（3）定期考核输血技术，确保每名护士掌握连接血袋与输血器的正确手法，杜绝此类事件再次发生。

2. 材料改进　建议血袋厂家改进血袋设计，将血袋接口处的长度增长，超过输血器针头的长度，避免操作失误。

【延伸知识】

（一）静脉输血法

静脉输血是将全血或成分血通过静脉输入人体内的护理技术。

1. 目的

（1）补充血容量，改善血液循环。

（2）补充红细胞，纠正贫血。

（3）补充各种凝血因子、血小板，改善凝血功能。

（4）补充抗体及白细胞，增加机体抵抗力。

（5）增加白蛋白，纠正低蛋白血症。

2. 评估

（1）评估患者血型、输血史、过敏史及治疗措施。

（2）评估患者穿刺部位的皮肤、血管情况及肢体活动度。

（3）评估患者意识、心理及配合程度。

3. 计划

（1）护士准备：着装整洁，行手卫生，戴口罩。

（2）物品准备（彩图 108）：治疗盘 1 个、复合碘医用消毒棉签 1 包、无菌纱布 1 包、污物罐 1 个、止血带 1 条、锐器盒 1 个、输液贴 1 条、手消毒液 1 瓶、输液架 1 个、垫巾 1 块、0.9%氯化钠注射液 100ml 2 袋、安全性留置针 1 套、血制品 1 袋、输液器 1 个、输血器 1 个、小桶 1 个。

（3）环境准备：安静、整洁，调室温。

（4）核对医嘱，携用物至患者床旁。

（5）识别患者，向患者及其家属解释使用的输血的目的及方法，并取得同意。

4. 实施

（1）两人持患者病历、交叉配血报告单、血袋，共同核对患者姓名、住院号、血型、血液成分、输入量、交叉配血结果、献血者血型及血液有效期（彩图 109）。

（2）询问患者姓名及血型。

（3）一次性输液器连接 0.9%氯化钠注射液 100ml，排气，备用（彩图 110）。

（4）选择适宜的穿刺部位，复合碘医用消毒棉签消毒穿刺部位直径约 6cm。扎止血带，嘱患者握拳，使局部血管充盈（彩图 111）。

（5）取出留置针（24G 及以上），左手示指和中指捏住针翼，拇指和环指固定"Y"形管接头处，右手按顺时针方向转动留置针针芯，检查有无破损，使针头斜面向上（彩图 112）。

（6）左手绷紧皮肤，右手捏紧留置针针翼，针头斜面朝上与皮肤成 15°～30° 进针（彩图 113）。

（7）见到回血后，降低穿刺角度，将穿刺针推进少许（0.2～0.5cm），以确保外套管在静脉内。

（8）右手固定针翼，左手将针芯向后退 0.2～0.5cm 后，右手将留置针外套管全部送入静脉内，左手松止血带，嘱患者松拳。

（9）左手拔除针芯，回血充分后将套管夹夹闭（彩图 114）。

（10）医用透明薄膜固定留置针，取下留置针的塑料塞，将排气后的输液器与留置针连接并拧紧，打开套管夹及调节器（彩图 115）。

（11）在医用透明薄膜下方注明留置日期（彩图 116）。

（12）调节 0.9%氯化钠注射液 100ml 滴速。

（13）遵医嘱墨菲管入抗过敏药物（地塞米松等）（彩图 117）。

（14）一次性输血器连接另一袋 0.9%氯化钠注射液 100ml，排气，备用（彩图 118）。

（15）分离输液器与留置针，将排气后的输血器与留置针连接并拧紧（彩图 119），0.9%氯化钠注射液冲管。

（16）再次查对。

（17）以手腕旋转动作轻轻摇匀血袋内血液（彩图 120），打开血袋导管下端塑料小帽（彩图 121），用复合碘医用棉签消毒（彩图 122）。

（18）关闭输血器调节夹，将输血器针头平行插入血袋（彩图 123），将血袋挂于输液架上，调节输血速度（彩图 124）。

（19）再次核对。

（20）协助患者取舒适卧位，整理床单位。

（21）输血完毕，输血器连接 0.9%氯化钠注射液，冲管后封管。

（22）整理用物，行手卫生，记录输入血制品的时间、名称、剂量及患者输液后的反应。

5. 评价

（1）患者无寒战、发热、荨麻疹等输血反应发生。

（2）穿刺局部无红肿、疼痛，无渗血。

6. 健康教育

（1）告知患者输血的目的及所输入血液制品的种类。

（2）告知患者常见输血反应的临床表现，出现不适时及时告诉医护人员。

7. 注意事项

（1）血液取回后勿振荡、加温，避免血液成分破坏引起不良反应。

（2）因故不能及时使用的血制品，应根据血液成分按要求保存。

（3）从血库取出的冷藏血液应置于室温下 15 分钟后再给患者输入。

（4）输血时，血液内不得随意加入药物，如含钙制剂、酸性或碱性药物、高渗或低渗液，以防血液凝集或出现溶血反应。

（5）输入两名以上供血者的血液时，在两份血液之间输入 0.9%氯化钠溶液，防止发生反应。

（二）规范紧急情况处理流程

1. 如血袋有破损、漏血，应及时使用无菌持物钳夹闭血袋，将破损血袋连同输血器一同撤去，放入黄色医疗垃圾袋内，更换为生理盐水及一次性输血器。

2. 与输血科联系，再次申请输血，并将装有破损血袋和输血器的黄色医疗垃圾袋送回至输血科，按废弃血制品处理。

3. 按照护理不良事件上报流程逐级上报。护理部建立不良事件主动上报零惩罚或适当奖励制度，鼓励科室主动上报不良事件，定期组织不良事件分析讲评会，护理人员从中吸取经验教训，提高防范意识。

（三）输血安全制度

1. 确定输血后，持输血申请单和贴好标签的试管，严格核对患者姓名、性别、病案号，采集血样，不得有误。

2. 由医护人员或专门人员将患者血样与输血申请单送交输血科（血库），双方进行逐项核对。

3. 护士接到取血通知时，护士与输血科人员进行正确核对。

（1）持输血记录单与病历或诊断牌核对患者姓名、病案号，确认输血患者。

（2）输血记录单与血袋标签逐项核对，包括科室、患者姓名、病案号、血型（包括 Rh 因子）、血液成分、有无凝集反应；献血者编码、血型（包括 Rh 因子）、储血号及血液有效期，确认输血记录单和血袋标签上的血型（包括 Rh 因子）、输血号一致。

（3）检查血袋有无破损及渗漏、血袋内血液有无溶血及凝块。

（4）检查、核对无误后，双方在输血记录单上签字。

4. 输血前核对

（1）必须由两名医护人员持患者病历、交叉配血报告单、血袋，共同核对患者姓名、病案号、血型（包括 Rh 因子）、血液成分、有无凝集反应，以及献血者编码、血型、储血号及血液有效期。

（2）让患者自述姓名及血型（包括 Rh 因子），经核对无误后，开始进行输注。

5. 严格执行无菌操作技术，使用标准输血器进行输血。

6. 输血前将血袋内的成分轻轻混匀，避免剧烈振荡，血液内不得加入药物，如需稀释只能用静脉注射生理盐水。

7. 连续输注不同献血者的血液时，两袋血之间需用 0.9%氯化钠溶液将输血管路冲洗干净。

8. 输血时应先慢后快，根据病情和年龄调整输注速度，检查穿刺部位有无血肿或渗血，并严密观察有无输血反应。

9. 血液输完后填写"输血不良反应记录单"，空血袋应送至输血科，在 2～6℃冰箱内保留 24 小时。交叉配血报告单粘贴在病历中。

10. 血液送达病房后应在 4 小时之内输注，不得自行储血。

11. 如发生输血反应，应按照"患者发生输（液）血反应时的应急程序"进行相应处理。

（四）临床输血技术规范

第二十九条　输血前由两名医护人员核对交叉配血报告单及血袋标签各项内容，检查血袋有无破损渗漏，血液颜色是否正常。准确无误方可输血。

第三十条　输血时由两名医护人员带病历共同到患者床旁核对患者姓名、性别、年龄、病案号、门急诊/病室、床号、血型等，确认与配血报告相符，再次核对血液后，用符合标准的输血器进行输血。

第三十一条　取回的血应尽快输用，不得自行储血。输血前将血袋内的成分轻轻混匀，避免剧烈振荡。血液内不得加入其他药物，如需稀释只能用静脉注射生理盐水。

第三十二条　输血前后用静脉注射生理盐水冲洗输血管道。连续输用不同供血者的血液时，前一袋血输尽后，用静脉注射生理盐水冲洗输血器，再接下一袋血继续输注。

第三十三条　输血过程中应先慢后快，再根据病情和年龄调整输注速度，并严密观察受血者有无输血不良反应，如出现异常情况应及时处理。

（1）减慢或停止输血，用静脉注射生理盐水维持静脉通路。

（2）立即通知值班医师和输血科（血库）值班人员，及时检查、治疗和抢救，并查找原因，做好记录。

第三十四条　疑为溶血性或细菌污染性输血反应，应立即停止输血，用静脉注射生理盐水维持静脉通路，及时报告上级医师，在积极治疗抢救的同时，做以下核对检查。

（1）核对用血者申请、血袋标签、交叉配血试验记录。

（2）核对受血者及供血者 ABO 血型、Rh（D）血型。用保存于冰箱中的受血者与供血者血样、新采集的受血者血样、血袋中血样、重测 ABO 血型、Rh（D）血型、不规则抗体筛选及交叉配血试验（包括盐水相和非盐水相试验）。

（3）立即抽取受血者血液加肝素抗凝剂，分离血浆，观察血浆颜色，测定血浆游离高蛋白含量。

（4）立即抽取受血者血液，检测血清胆红素含量、血浆游离高蛋白含量、血浆结合珠蛋白测定、直接抗人球白蛋白试验并检测相关抗体效价，如发现特殊抗体，应做进一步鉴定。

（5）如怀疑细菌污染性输血反应，抽取血袋中血液做细菌学检验。

（6）尽早检测血常规、尿常规及血红蛋白。

（7）必要时，溶血反应发生后 5～7 小时检测血清胆红素含量。

第三十五条　输血完毕，医护人员对有输血反应的应逐项填写患者输血反应回报单，并返还输血科（血库）保存。输血科（血库）每月统计上报医务处（科）。

第三十六条　输血完毕后，医护人员将输血记录单（交叉配血报告单）贴在病历中，并将血袋送回输血科（血库）至少保存一天。

（五）输血注意事项

1. 取血时须由两名医护人员仔细核对输血申请单、交叉配血实验报告单和血袋标签上的内容，并检查血袋有无破损及渗漏、血袋内的血液颜色是否正常，有无溶血、浑浊及凝块等。

2. 血液从输血科取出后在室温放置不得超过 30 分钟，如果未及时输注应妥善保存，红细胞制品在 2～6℃冰箱保存并尽快输注。

3. 输血开始前，须由两名医护人员在受血者的床旁核对受血者床号、住院号、确认受血者身份（姓名、性别、年龄等），如果受血者意识不清或语言障碍，请受血者的亲属或陪护人员说明其身份，再核对受血者信息，核对受血者与血袋标签上的 ABO 血型和 Rh（D）血型是否一致，检查血袋上的有效期等。核对与检查无误后，严格执行无菌技术操作，用符合标准的输血器进行血液或血液成分输注。

4. 输血过程中医护人员须密切监测受血者，在输血开始后的 15 分钟内，输血速度宜慢，注意观察体温、脉搏、呼吸和血压，如无不良反应可适当加快。一旦出现异常情况应立即停止输血，但须保持静脉通路通畅，及时向医师报告，迅速查明原因并做相应处理。所有输血不良反应及处理经过均在病例中做详细记录，将填写好的输血不良反应报告单、原袋余血及新采集的血样交由输血科核验。

5. 输血结束后，认真检查静脉穿刺部位有无血肿或淤血现象并做相应处理，应记录完成输血的时间，并将输血单贴在病历中。

第四节　操作不当致液体外渗

【案例】

患者张某，男性，75 岁，肺癌。入院第 2 天，医嘱予注射用奥沙利铂 150mg 化疗，患者血管条件差拒绝经外周置入中心静脉导管，护士给予外周静脉留置针，化疗药物顺利输注完毕 1 小时后。穿刺处出现疼痛、红肿症状。经过 3 天对症处理后，患者穿刺处皮肤恢复正常。

【解析】

（一）原因分析

1. 患者因素

（1）老年患者血管弹性降低，脆性增加，血管壁增厚变硬，管腔狭窄，血管浅、易滑动、血流缓慢，增加了浅静脉留置针穿刺的技术难度，容易发生液体外渗。

（2）患者和其家属相关知识缺乏，依从性低，未认识到使用浅静脉输注化疗药物可能引发的危害，拒绝经外周置入中心静脉导管。

2. 护士因素

（1）护士对化疗药物的作用、副作用、注意事项、禁忌证等相关知识掌握不够深入，对患者健康教育不到位，缺乏针对性，导致患者对化疗药物外渗的危害认识不足和防范能力较低。

（2）输注化疗药物相关知识和风险评估不足，未对患者血管条件进行全面、准确、针对性的评估。

3. 药物因素　化疗药物对血管内膜有较强的刺激性，药物在短时间内大量或快速进入血管内，使血管通透性增加，对血管内膜产生不良刺激，容易造成药物外渗。

（二）改进方案

1. 规范化疗药物输注准备工作

（1）输注化疗药前，评估患者的血管情况，选择正确的给药途径。

（2）做好患者及其家属的健康宣教，老年患者血管弹性较低是输注化疗药物发生液体外渗的主要原因，充分告知选择正确用药途径的重要性，如选择不当，化疗过程中可能出现药物外渗，导致严重并发症。

2. 规范护士护理操作技术

（1）提高护士对化疗患者的综合评估能力，操作前要针对患者的年龄、病情、过敏史、血管条件、化疗药物治疗方案及化疗药物的性质等进行全面的评估。要对客观存在的和潜在的护理风险进行系统而连续的风险评估。

（2）加强护士技能培训，定期组织考核，临床工作中严格执行护理基础操作标准和流程。

（3）规范护士化疗药物输注流程。护士应合理选择和保护静脉血管，输注化疗药物应选择经外周置入中心静脉导管置管或静脉输液港，以减少对血管的损伤，防止药物外渗；输注前先输生理盐水，确认静脉滴注通畅无外渗后才可输注化疗药物，输注完毕后再次输注生理盐水，以缩短药物在血管内停留的时间，减少药物对血管的刺激；联合用药时，应先输刺激性小的药物，再输刺激性大的药物，两者之间应用生理盐水冲管。

（4）学习化疗药物外渗应急预案，贯彻落实各项医疗护理规章制度，杜绝安全隐患。化疗药物一旦外渗，应立即停止输液，抬高患肢，评估是否给予局部封闭，常用 0.5%利多卡因注射液 5～10ml+地塞米松 5mg。局部涂抹喜辽妥软膏或50%硫酸镁溶液湿敷，密切观察渗出部位的皮肤颜色、温度、感觉变化并记录。

【延伸知识】

（一）化疗药物外渗应急预案

1. 发生化疗药物外渗时应立即关闭输液器，停止化疗药物的输注，报告主治医师和病区护士长。

2. 评估患者药物外渗的部位、面积、外渗药物的量、皮肤的颜色、温度、疼痛的性质。

3. 根据不同化疗药物选择不同解毒剂，进行局部多点封闭，对抗药物的损伤效应，灭活渗漏药物，加速药物的吸收和排泄。

4. 用 0.4%普鲁卡因（2%普鲁卡因 1ml+生理盐水 4ml 配制）环形封闭，既可稀释外漏的药液和阻止药液的扩散，又可以起到镇痛作用。封闭液的量可根据需要配制。

5. 对于药物外渗轻度者，第 1 天行皮下封闭 2 次，两次时间间隔以 6～8 小时为宜，第 2 天 1～2 次，以后酌情处理。

6. 对于药物外渗严重者，第一天行皮下封闭 3～4 次，第 2、3 天各 2 次，时间间隔以 6～8 小时为宜，以后酌情处理。

7. 外渗 24 小时内可用冰袋局部冷敷，冷敷期间应加强观察，防止冻伤。冷敷可使血管收缩、减少药液向周围组织扩散。

8. 每天严密观察患者外渗处皮肤的情况，如皮肤颜色、温度、弹性、疼痛的程度等变化。

9. 避免患处局部受压，外涂喜辽妥，外渗局部肿胀严重的可用 50%硫酸镁湿敷并与喜辽妥交替使用。喜辽妥要均匀涂抹，并按摩促进吸收。纱布浸湿硫酸镁溶液，以不滴液为宜；湿敷面积应超过外渗部位外围 2～3cm。

10. 局部也可外敷中药：用酮络芬凝胶（法斯通）涂抹于外渗部位或将如意金黄散调成糊状，敷于外渗部位，可将保鲜膜覆盖在中药上，防止中药水分丢失干裂影响治疗效果。

11. 外敷时注意保持患者衣物、床单的整洁、干燥。

12. 做好对症护理

（1）患者自感外渗部位有烧灼感时，局部冷敷，禁止热敷。

（2）局部有破溃、感染时，及时给予清创、换药处理。

（3）肢体肿胀时抬高患肢。

13. 外渗部位未痊愈前，禁止在外渗区域周围及远心端再行穿刺注射。

14. 严格交接班制度，做好护理记录。

（二）化疗药物外溢及血液、呕吐物、排泄物污染处理

1. 一旦发生化疗药物外溢，立即取用化疗药物溢出箱。

2. 粉剂药物外溢，应使用湿纱布擦拭；水剂药物外溢，应使用吸水棉垫吸附；污染表面应使用清水冲洗，用后的物品放入双层黄色医疗垃圾袋封存处理。

3. 化疗药物溅出并接触人体时，应移去已污染的个人防护用具或工作服，脱去手套，流动水洗手；污染眼睛，用清水冲洗，至少 15 分钟。

4. 被化疗药物或化疗 48 小时内患者的血液、呕吐物、排泄物等污染，污染区域立警示牌，提示污染范围，穿戴个人防护用品（防水隔离衣、一次性口罩、双层手套、护目镜）后方可处理污染区。污染的地面用吸水纸或吸水毛巾覆盖污染区后再进行擦拭，污染区域用清洁剂和清水自外周向中心进行擦拭，最后用医用酒精擦拭 2 遍，污染物放入双层黄色医疗垃圾袋、贴上"细胞毒性废弃物"标签封存处理。水池、马桶用后至少冲水 2 次。

5. 开窗通风。

第五节　体温计破碎

【案例】

患者李某，女性，78 岁，因发热伴间断咯血 3 天入院，神志清楚，精神差，活动能力较差。早上 7：00 护士将体温计放于患者腋下测量体温，嘱其不要下床活动。20 分钟后护士收取体温表时，发现患者已经下床，体温计丢失，经寻找在厕所内发现体温计且已经破碎，保洁人员打扫地面，护士未按相关要求处理破碎的体温计。

【解析】

（一）原因分析

1. 患者因素

（1）年龄因素：老年患者对体温计破碎风险防范意识不强，大部分人不知汞（水银）在常温下即可蒸发成气态，很容易被吸入呼吸道，引起中毒；患者因年龄大等个体差异对宣教知识掌握、理解不够，导致遵医行为差。

（2）疾病因素：在导致体温计破碎的患者中，老年患者较多见，老年人多伴有多种慢性疾病，并存在进行性遗忘症状。

（3）药物因素：部分住院患者存在基础疾病，长期口服药物治疗，如降压、降糖等可影响患者的精神、血糖、血压，导致患者忘记自己在测量体温，造成体温计的破碎。

2. 护士因素

（1）护士对体温计破碎评估能力不足，缺乏全面、针对性的评估能力。

（2）护士安全意识淡薄，主动巡视不够，对存在体温计破碎风险的患者应测量后及时收回。

（3）护士健康宣教不足，缺乏针对性。护士对汞污染的健康宣教知识掌握不足，不能够全面地进行宣教。

（4）护理人力资源不足，在危重症患者多、治疗高峰时段不能合理排班、适当加强人力。

3. 环境因素　探视人员过多，导致患者分心而遗忘正在监测体温，突然坐起或下床导致体温计的破碎；同病房其他患者的一些活动会引起患者的注意，使患者遗忘自己正在监测体温，导致体温计的破碎。

4. 陪护因素　陪护人员对体温计破碎的风险防范意识不强，在患者测量体温时未尽到看护责任。

（二）改进方案

1. 认真筛查高危患者，对依从性差、易于遗忘的患者进行护理干预，加强护理巡视，有针对性地进行健康宣教，减少住院患者体温计破碎的发生率。

2. 增加知识宣传画册，提高医护人员、患者及陪护人员对汞中毒的认识。

3. 护理人员改进措施

（1）护士长要根据工作时段，合理安排人力，做到弹性排班。

（2）值班护士要做好患者宣教和提醒工作，及时收回体温计。将汞体温计放在固定的容器中，固定的位置放置，防止汞污染及玻璃碎屑对人体造成的伤害。

（3）提高护理人员使用体温计的安全意识，对可能发生体温计破碎的危险因素及时采取护理干预。

（4）医院应设有回收汞的完整措施，对护士进行培训，学会用正确的方法收集、处置。

（5）建议取消汞体温计，采用医用电子体温计，保护患者和工作人员的健康。

【延伸知识】

体温计是医院和家庭日常使用不可或缺的常备医疗诊断设备。医用体温计分为玻璃充汞式体温计和电子体温计。玻璃充汞式体温计（又叫水银体温计），性能和价格都得到了很大程度的优化。汞是一种无气味、常温下可移动的银色液态金属，在 0℃时已有蒸发。汞是对人体健康危害极大且对环境污染持久的有毒物质。短期内吸入高浓度汞蒸气（>0.1mg/m^3）可引起急性中毒。汞具有较高脂溶性，辅以媒介，可迅速通过皮肤吸收。急性汞中毒最初症状是口中有金属味；连续吸入 3～5 小时，则会引起头痛、恶心、发热、咳嗽、胸痛、呼吸困难、牙龈肿痛等症状；吸入 2～3 天，可出现急性肾小管坏死、全身皮肤红色斑丘疹等。汞外溢回收方法：

1. 医护人员在使用含汞（水银）的医疗器械（体温计、血压计）时，应按照正确的方法进行操作，避免因操作不当引起汞外溢。

2. 当发生汞外溢时（如体温计破碎，血压计中汞溢出等），医护人员应按以下方法进行处理。

（1）尽量保持现场，请相关人员暂时避开，尽快准备收集汞的物品。

（2）汞滴较大时，可将纸卷成筒撮起，或用锡箔、胶带纸、注射器、湿润棉棒沾起，将汞滴装在封口瓶中；或用一根铜丝，点沾落地的汞珠，然后将铜丝浸入收集瓶的水中，将汞抖下，再继续收集其余的汞珠，直至收集完毕；当汞滴散在缝隙中或十分细小时可取适量硫黄粉覆盖，等待一段时间后，将所有硫黄粉仔细收集、包装。收集后的汞应交到器材科。

3. 室内人员退出，打开门窗进行通风。

4. 如汞滴散落在被褥、衣服上面时，要尽快找出并按照上述方法进行处理，将被污染的被服在太阳下晾晒一段时间后才能使用。

5. 注意事项：处理时要迅速，戴上手套避免皮肤直接接触汞。如果不慎接触到汞应立即用清水冲洗。

第 6 章

压力性损伤/失禁性皮炎

第一节　气垫床漏气引起皮肤压力性损伤

【案例】

患者李某，女性，78 岁，因感染性休克、多器官功能障碍综合征由外院转入。入院时患者昏迷，全身水肿，营养状况差，医嘱给予呼吸机辅助通气、抗休克治疗，使用综合治疗床预防压力性损伤。夜班护士发现气垫床充气不足，巡查原因未果，未做特殊处理，第 2 天早上交接班，发现患者骶尾部压红 5cm×6cm，伴 1cm×0.5cm 水疱，为 2 期压力性损伤，立即给予消毒、抽液、泡沫敷料保护，更换气垫床。

【解析】

（一）原因分析

1. 患者因素

（1）患者病情危重，多器官功能障碍致循环、呼吸不稳定，组织供氧减少，使皮肤新陈代谢受影响；加之全身水肿、营养状况差，引起运动感觉功能障碍和贫血、低蛋白血症等内源性危险因素，导致患者发生压力性损伤的风险增加。

（2）危重患者长期使用镇静药、类固醇等药物导致机体抵抗力和活动能力下降，以及使用血管活性药物，使组织缺氧更加严重，进一步增加了压力性损伤的风险。

2. 护士因素

（1）压力性损伤危险因素预测能力不足。护士对患者压力性损伤的评估不充分、危险因素认识不够，凭临床经验来判断患者有无压疮的危险性，缺乏准确的量化指标，导致在工作中未能识别高危患者，以及时采取预见性的防护措施，并无法有效防止压力性损伤发生。

（2）风险防范意识不强，预防措施落实不全面。护士仅依靠使用气垫床预防压力性损伤，未根据患者自身的危险因素采取有针对性的综合预防措施，且对患者的皮肤情况检查不仔细，造成预防性的护理措施落实不到位。

（3）工作责任心不够，设备检查维护不全面。发现气垫床充气不足后，缺乏责任心，未及时追查原因和解决问题，导致设备使用期间持续处于失效状态，没有发挥效用。

（二）改进方案

1. 加强与患者家属的沟通，制订综合护理方案

（1）详细介绍压力性损伤的相关知识，尽可能得到家属的理解，主动配合护士的工作，避免医疗纠纷。

（2）对患者进行全面评估，加强营养支持，改善患者全身状况，减慢压力性损伤的进展。

2. 加强护士相关知识培训和职业道德教育

（1）提高危险因素预测能力和风险防范意识。掌握压力性损伤危险因素、评估方法、预防措施和处理原则，并根据患者实际情况，按时、按需进行动态护理评估，及时调整预防和治疗方案。

（2）工作中严格落实各项工作制度，除改善全身状况外，应避免患者长时间局部受压、避免或减少摩擦力和剪切力、保护患者皮肤免受物理和化学伤害。

（3）增强护士工作责任心，发现问题要有"追查"意识，主动作为，积极解决，确保护理安全。

3. 严格落实护理设备检查维护制度　规范常用护理设备使用的制度和流程，定人、定期维护保养和检测护理设备，并有维护检测记录。发现护理设备出现问题，应及时追查原因，进行报修，更换设备，确保患者使用。

4. 注重专业人才培养　构建压力性损伤治疗专业团队，可进行科间会诊，强化临床压力性损伤护理及治疗的薄弱之处，可以有效监督、管理、降低临床压力性损伤发生率。同时，对于临床工作中发生的疑难伤口进行统一管理和指导，提高压力性损伤愈合率。

【延伸知识】

压力性损伤定义：位于骨隆突处、医疗或其他器械下的皮肤和（或）软组织的局部损伤，表现为完整皮肤或开放性溃疡，可能会伴疼痛感。损伤是由于强烈和（或）长期存在的压力或压力联合剪切力导致。软组织对压力和剪切力的耐受性可能会受到微环境、营养、灌注、合并症及软组织情况的影响。

（一）压力性损伤评估量表

压力性损伤评估量表见表 6-1～表 6-3。

表 6-1　诺顿评估量表

参数	身体状况				精神状况				活动能力				灵活性				失禁情况			
结果	好	一般	不好	极差	思维敏捷	无动于衷	不合逻辑	反应迟钝	可走动	在别人帮助下可走动	坐轮椅	卧床	行动自如	轻微受限	非常受限	不能活动	无失禁	偶尔失禁	一般情况下尿失禁	大小便失禁
分数	44	33	22	11	44	33	22	11	44	33	22	11	44	33	22	11	44	33	22	11

注：评分＜14 分，则有发生压疮的危险。

表 6-2　Braden 评估量表

评分因素	1 分	2 分	3 分	4 分
（1）知觉感受	完全受限	非常受限	轻微受限	无受限
（2）潮湿	持续潮湿	潮湿	有时潮湿	很少潮湿
（3）活动度	限制卧床	可以坐椅子	偶尔行走	时常行走
（4）可动性	完全无法移动	非常受限	轻微受限	未受限
（5）营养	非常差	可能不足够	足够	非常好
（6）摩擦力和剪切力	有问题	潜在的问题	无明显的问题	

注：评分≤12 分表示患者处于高度危险中；评分≤9 分表示患者处于极高危险中。

表 6-3　Waterlow Scale：Waterlow 评估量表

体　形		皮肤类型		性别和年龄		组织营养不良	
中等	0	健康	0	男	1	恶病质	8
超过中等	1	Tissue Paper	1	女	2	心力衰竭	5
肥胖	2	干燥	1	14～49 岁	1	外周血管病	5
低于中等	3	水肿	1	50～64 岁	2	贫血	2
		潮湿	1	65～74 岁	3	吸烟	1
		颜色差	2	75～80 岁	4		
		裂开/红斑	3	≥81 岁	5		

续表

控便能力		运动能力		食　欲		营养缺乏	
完全控制	0	完全	0	中等	0	糖尿病/截瘫	4~6
偶失禁	1	烦躁不安	1	差	1	大手术/创伤腰以下/脊椎	5
尿/大便失禁	2	冷漠的	2	鼻饲	2	手术时间>2 小时	5
大小便失禁	3	限制的	3	流质	2	药物治疗	
		迟钝	4	禁食	3	类固醇、细胞毒性药	
		固定	5	厌食	3	大剂量抗生素	4

（二）创面处理 TIME 原则

创面处理 TIME 原则见彩图 125。

T，即 Tissue nonviable，软组织的处理（清创）。

I，即 Infection or inflammation，控制感染或炎症。

M，即 Moisture imbalance，湿润平衡。

E，即 Edge of wound，伤口边缘。

1. 软组织的清理（T）　需评估非存活组织和伤口特性，同时进行清创，伤口清创是基本的处理原则。其方法如下所述。

（1）外科清创或锐利刀片。

（2）保守的外科清创。

（3）酶——使用酶制剂促进坏死组织、血块和纤维组织溶解。

（4）自溶清创——使用水合或保湿敷料。

（5）机械清创——干或湿的敷料，加压冲洗。

（6）化学性清创——含碘产品。

（7）生物/寄生虫清创——虫卵治疗。

2. 感染/炎症的控制（I）　伤口感染是影响伤口愈合的重要因素和障碍。根据伤口内细菌数量，把细菌在伤口内的侵袭过程分为以下几步。

（1）污染（contamination）。

（2）定植（colonisation）。

（3）严重定植（critical colonisation）。

（4）感染（infection）。

3. 湿润平衡（M）　慢性伤口的过多渗出液会干扰重要的细胞介质（如生长因子）的正常活动；处理的目标在于促进伤口的湿润平衡，选择适合的敷料。

4. 伤口边缘（E）　伤口干燥时，伤口边缘的上皮化和再修复就会迟缓，伤口边缘就会出现坏死组织和结痂。

肉芽过度增生也会影响上皮化，需要去除诱发因素（最常见的是菌群失衡或创伤），变钝或破坏的创缘可能提示菌群失衡。

第二节　失禁相关性皮炎

【案例】

　　患者李某，男性，68 岁，诊断为重症肺炎，Ⅰ型呼吸衰竭，感染性休克。3 月 20 日入住 ICU，医嘱给予人工体外膜肺呼吸支持，持续床旁血滤维持水、电解质平衡，头孢他啶+阿米卡星+替加环素+万古霉素+卡泊芬净+甲硝唑联合抗感染治疗。3 月 21 日患者开始出现腹泻症状，每日大便量 500～1100ml，3 月 23 日晚间值班护士发现患者骶尾部及周围皮肤发红，值班护士评估为 1 期压力性损伤，给予泡沫敷料保护。3 月 24 日护士长查房发现敷料被大便浸渍，去除敷料后，观察皮肤局部发红，同时发现肛周、腹股沟皮肤发红，伴液体渗出，评估后考虑失禁相关性皮炎，腹股沟皮肤发红处给予水胶体敷料保护，肛周给予 3M 液体敷料+造口粉处理。

【解析】

　　（一）原因分析

　　1. 患者因素

　　（1）患者患有重症肺炎、感染性休克致呼吸和循环不稳定，组织供氧减少，使皮肤新陈代谢降低；加之电解质紊乱等内源性危险因素，导致患者发生皮肤完整性受损的风险增加。

　　（2）危重患者使用抗生素联合抗感染治疗，引发肠道菌群失调，出现药物相关性腹泻，进一步增加了皮肤完整性受损的风险。

　　2. 护士因素

　　（1）评估能力不足，未根据患者治疗、全身症状等综合因素进行全面评估，发现局部皮肤变化后，没有考虑到患者多重用药、腹泻等因素，导致评估失效，因而未能实施针对性的干预措施。

　　（2）交接班制度和分级护理制度未落实，晚、夜间护士交班时，未对局部皮肤情况进行交接，局部皮肤缺乏连续性的动态观察，导致敷料被大便浸渍后未能及时处理，使局部皮肤持续暴露在刺激性环境中。

　　（3）对失禁相关性皮炎与压力性损伤的鉴别能力不足。没有从病史、视诊、触诊及物理鉴别工具等方面进行综合考虑，造成在处理方法选择上的不正确。

（二）改进方案

1. 加强医护患沟通，改善患者机体情况

（1）将患者皮肤完整性受损情况告知医生，根据患者目前的病情和治疗，与医生共同制订合理的治疗方案，从源头上控制危险因素。

（2）向患者家属详细介绍失禁相关性皮炎的相关知识，取得家属的理解和配合，避免医疗纠纷。

（3）对患者进行全面评估，加强营养，改善患者全身状况，促进失禁相关性皮炎康复。

2. 提高护士评估、鉴别和处理能力

（1）依托医院伤口门诊或伤口专科小组，组织全体护理人员进行失禁相关性皮炎和压力性损伤的培训和学习，强化对两者识别、鉴别内容的教学。

（2）在日常护理工作中进行督导和检查，指导护士要正确评估患者的皮肤问题，实施必要的、有针对性的干预措施。

（3）规范预防措施及操作流程，合理选择护理用具。根据失禁种类，正确使用尿套、纸垫，合理选择肛门袋、3M 敷贴等。为患者清洗时动作轻柔，特别是长期使用纸尿裤的失禁老年人，因其汗液增多导致 pH 升高，皮肤易损伤，应避免使用含刺激成分、香精的清洗溶液。

3. 落实交接班制度和分级护理制度，加强观察巡视

（1）加强交接班制度学习，规范交接班内容，尤其强调卧床患者皮肤的交接。

（2）组织学习分级护理制度，对特级护理的患者要严密观察，发现变化随时记录，持续、动态的掌握患者病情变化。

（3）对皮肤完整性受损风险增加的患者应加强巡视和观察，根据护理流程制订早期预防措施。

【延伸知识】

潮湿相关性皮炎是指皮肤暴露在大便、小便、汗液或伤口渗出液中，受到浸蚀或炎症刺激引起的皮肤炎症。潮湿相关性皮炎分 4 类：失禁相关性皮炎、皮肤皱褶处皮炎、造口周围皮炎、伤口周围皮炎，临床上以失禁相关性皮炎最常见。

失禁相关性皮炎是由于皮肤暴露于大小便中引起的一种刺激性皮炎，主要发生于会阴部、骶尾部、臀部、腹股沟、男性阴囊、女性阴唇、大腿的内侧及后部。其主要表现为红斑、红疹、浸渍、糜烂。

（一）失禁相关性皮炎的评估

科学合理的评估失禁相关性皮炎，能够为临床预防及护理干预提供有力的支持。评估工具主要为严重程度和风险评估。

会阴皮肤评估工具（表 6-4）主要从 4 个方面评估患者失禁相关性皮炎的风险，会阴部皮肤状况、刺激物的性状（成形粪便、液体粪便）、皮肤受刺激的时间、增加腹泻风险的相关因素（如抗生素使用、低蛋白血症等）。采用 Likert 3 级计分法，总分 4~12 分，得分越高发生风险越大。分值 7~12 分属高风险，4~6 分属低风险。

表 6-4　会阴皮肤评估工具

评估项目	1 分	2 分	3 分
刺激物类型	成形的粪便和（或）尿液	软便混合或未混合尿液	水样便和（或）尿液
刺激时间	床单/尿布至少或少于每 8 小时更换	床单/尿布至少每 4 小时更换	床单/尿布至少每 2 小时更换
会阴皮肤状况	皮肤干净、完整	红斑、皮炎合并或不合并念珠菌感染	皮肤剥落、糜烂合并或不合并皮炎
影响因素：低白蛋白、感染、管饲营养或其他	0 或 1 个影响因素	2 个影响因素	3 个（含）以上影响因素

（二）失禁相关性皮炎与压力性损伤的区别

失禁相关性皮炎与压力性损伤的区别见表 6-5。

表 6-5　失禁相关性皮炎与压力性损伤的区别

项目	失禁相关性皮炎	压力性损伤
病因	潮湿、刺激	压力、摩擦、剪切力、局部缺血
位置	皮肤褶皱处，如臀沟、胸部、会阴、骶骨、肛门周围区域、大腿内侧、趾蹼	骨性隆起、高压区域，如医疗器械
伤口形状	在皮肤皱褶中线性存在，更多弥散性，取决于暴露	圆形/椭圆形溃疡
伤口深度	浅表/部分皮层厚度	全皮层厚度伤口，潜行，窦道
伤口边缘	弥散	界线分明
治疗目的	保持皮肤清洁、干燥和充分补水	减少/缓解压力，摩擦力和剪切力

（三）皮肤护理

1. 清洁　保持清洁是减少局部刺激，预防皮肤损伤的关键。选择 pH 接近正常皮肤酸碱度的产品（pH5.4~5.9）进行冲洗。采用专门设计的会阴部或失禁处皮肤的清洁产品比传统的肥皂和水清洁效果更好，免冲洗的清洁产品与肥皂、水进行清洁均可有效减少皮肤表面细菌的残余，但肥皂对于皮肤的清洁作用依赖于其含有的碱基和酸式盐，当其溶于水中时会使水的 pH 增加至 10.0~11.0,破坏了皮肤正常的酸性屏障。采用专门设计的会阴部或失禁处皮肤的清洁产品是通过其含有的清洁剂和表面活性剂清洁皮肤，去除污物和刺激物，且大多数此类产品 pH 接近于正常的皮肤，同时通常含有润肤剂、保湿剂或保护剂，具有保护皮肤的屏障功能。频繁的清洗和擦拭皮肤会增加皮肤的损伤，采用冲洗的方式护理大便失禁的患者，可降低失禁相关性皮炎的发生率。

2. 保湿　是为了修复和增强皮肤的屏障，保持、增加皮肤含水量，减少经表皮失水率，修复脂质包膜，以吸收和重新分配水分。保湿剂分为吸湿剂、润肤剂和封闭剂。吸湿剂可以通过促进水分由真皮层进入表皮和角质层及从外界潮湿环境中吸收水分，提高表皮的湿润程度，减少干燥；主要包括甘油、尿素、乳酸等。润肤剂可以代替角化细胞间的脂质，以保持皮肤表面的光滑；主要有胆固醇、脂肪酸、鲨烯等。封闭剂可在皮肤的表皮形成疏水屏障，减少水分的丢失，常见的封闭剂包括凡士林、羊毛脂、矿物油、二甲硅油。失禁的患者更宜选择润肤剂。

3. 保护　皮肤保护剂的主要作用是在皮肤表面形成一层不透或半透的屏障膜，防止尿液和粪便中刺激物的浸泡和损伤，维持皮肤正常的屏障功能。常用的皮肤保护剂可分为 5 类：①凡士林基质；②二甲硅油基质；③氧化锌基质；④油质；⑤液状的丙烯酸酯薄膜。以上物质为基础的保护剂，用于预防或治疗失禁相关性皮炎时都存在自身的优点和缺点。含有凡士林的产品可以保护皮肤远离刺激，避免皮肤浸渍，但维持皮肤含水量的能力较一般；含有二甲硅氧烷的产品能很好地保持皮肤含水量，具有一定抵御浸渍的能力，但不同浓度维护皮肤屏障的能力不同；含有氧化锌油的产品具有很好的保护皮肤屏障功能的能力，但是不能避免皮肤的浸渍，维持皮肤含水量的能力较差，且不易清除，残留的白色物质易与念珠球菌感染相混淆。

（四）分级护理制度

确定患者的护理级别，应当以患者病情和生活自理能力为依据，根据患者的情况变化进行动态调整。分级护理由医生以医嘱的形式下达，级别分为特级护理、一级护理、二级护理、三级护理。

1. 特级护理

（1）病情依据

1）病情危重，随时可能发生病情变化需要进行抢救的患者。

2）各种复杂或新开展的大手术后的患者。

3）严重外伤或大面积烧伤的患者。

4）入住各类重症监护病房（ICU）的患者。

5）使用呼吸机辅助通气，并需要严密监护病情的患者。

6）实施连续性肾脏替代治疗，并需要严密监护生命体征的患者。

7）其他有生命危险，需要严密监护生命体征的患者。

（2）护理要求

1）必须进入抢救室或监护室，根据医嘱由监护护士或特护人员专人护理。

2）严密观察病情变化，随时测量生命体征，保持呼吸道及各种管道的通畅，准确记录24小时出入量。

3）制订护理计划或护理重点，有完整的特护记录，详细记录患者的病情变化。

4）重症患者的生活护理均由护理人员完成。根据患者病情完成基础护理（六洁：口腔、头发、手足、皮肤、会阴、床单位）；协助非禁食患者进食（水）或注入鼻饲饮食；协助卧床患者翻身及叩背，促进有效咳嗽、床上移动等，保持患者功能体位及卧位舒适。

5）根据医嘱正确执行各项治疗及用药，配合医生实施各项急救措施，备齐急救药品和器材，用物定期更换和消毒，严格执行无菌操作规程。

6）观察患者情绪上的变化，有针对性地开展心理指导及健康指导。

7）严格执行危重患者床旁交接班。

8）履行告知义务，尊重患者知情权。

9）定时通风，保持病室空气清新及环境整洁。

2. 一级护理

（1）病情依据

1）病情趋于稳定的重症患者。

2）各种大手术后或治疗期间尚需严格卧床休息的患者。

3）生活不能自理，但病情相对稳定的患者。

4）生活部分自理，但病情随时可能发生变化的患者。

（2）护理要求

1）每小时巡视，观察患者病情变化，根据病情，定时测量生命体征。

2）根据医嘱正确执行各项治疗及用药，观察用药后反应及效果，做好各项护理记录。

3）提供专科护理，如气道护理、管路护理、压疮护理及各项并发症的预防。

4）关注患者安全，根据患者具体情况采取相应预防措施，随时做好各种应急准备。

5）根据患者病情及生活自理能力实施基础护理；协助患者进餐，协助卧床患者翻身及叩背，促进其有效咳嗽和床上移动等。

6）提供护理相关的健康指导和功能锻炼。

7）定时通风，保持病室空气清新及环境整洁。

3. 二级护理

（1）病情依据

1）急性症状消失，病情趋于稳定，限制活动仍需卧床休息的患者。

2）慢性病限制活动、年老体弱、行动不便、生活大部分可以自理的患者。

（2）护理要求

1）每 2 小时巡视，观察患者的病情变化，按医嘱和护理常规给患者测量生命体征。

2）根据医嘱正确执行各项治疗及用药。观察用药后反应及效果，做好各项护理记录。

3）根据患者病情需要，提供专科护理。

4）指导患者采取措施预防跌倒/摔伤。

5）协助生活部分自理患者做好基础护理；协助患者进餐，协助卧床患者翻身及叩背，促进其有效咳嗽和床上移动等。

6）提供护理相关的健康指导和功能锻炼。

7）定时通风，保持病室空气清新及环境整洁。

4. 三级护理

（1）病情依据：生活完全可以自理的、病情稳定或处于康复期的患者。

（2）护理要求

1）每 3 小时巡视，观察患者病情变化。根据病情需要，测量生命体征。

2）根据医嘱正确执行各项治疗及用药。观察用药后反应及效果，做好各项护理记录。

3）指导患者采取措施预防跌倒/摔伤。

4）提供护理相关的健康指导和功能锻炼。

5）定时通风，保持病室空气清新及环境整洁。

第三节　按压板遗忘致压力性损伤

【案例】

患者李某，女性，69 岁，4 月 3 日在腰硬联合麻醉下行右人工股骨头置换术，因年龄大、基础疾病较多，术后转 ICU。4 月 3 日 23：40 患者病情危重，严重代谢性酸中毒，消化道出血，间断室速。4 月 4 日 00：05 患者血压降至 55/30mmHg，心率骤降至 32 次/分，立即实施胸外心脏按压，间断静脉注射肾上腺素，在纤维支气管镜引导下经鼻气管插管，接呼吸机辅助通气，上调血管活性药物。4 月 4 日至 00：30 患者血压 120/51mmHg，心率 110 次/分，医生下达病危及禁止翻身医嘱。护士认为无须翻动患者，发现皮肤问题也应该属于难免压力性损伤。4 月 4 日早上交接班时，发现按压板仍在患者身下，患者骶尾部 7cm×5cm 深部组织损伤，背部 5.5cm×2.5cm、13cm×2cm、6cm×5cm、6cm×4cm 深部组织损伤，左足跟 1.7cm

×2cm 深部组织损伤,左小腿 1.2cm×1cm、1.2cm×2cm 深部组织损伤,右小腿 5.5cm ×3.5cm、2cm×5.5cm 深部组织损伤。均予以硅胶泡沫敷料保护。

【解析】

（一）原因分析

1. 患者因素　患者病情危重,循环较差,血液灌注不足,致皮肤情况较差;加之医嘱禁翻身,导致背部、骶尾部、足跟等部位长时间受压。

2. 护士因素

（1）护理操作不规范:行胸外按压后,未及时撤出按压板,抢救后没有清点物品,造成按压板遗留在患者身下。

（2）缺乏压力性损伤风险防范意识:难免压力性损伤概念理解错误,在医生下达禁翻身医嘱后,护士认为"禁翻身"患者出现压力性损伤属于难免压力性损伤,因此不重视患者皮肤护理,未采取任何防范措施。

（二）改进方案

1. 加强护患沟通,改善患者全身情况

（1）对患者家属进行难免压力性损伤相关知识健康教育,告知发生原因和预后等,取得家属的理解,并请家属签字,避免护患纠纷。

（2）对患者进行全面评估,加强营养支持,改善患者全身状况,减慢压力性损伤的进展,促进愈合。

（3）制订"禁止翻身"的护理、观察措施并进行培训。

2. 规范操作技术标准,提高护士风险防范意识

（1）通过视频、幻灯、网络授课等多种形式组织全体护士进行心肺复苏技术学习,定期分层级考核,要求全员过关。

（2）规范难免压力性损伤全程管理,运用压力性损伤评分量表对新入患者进行危险因素评估,识别难免压力性损伤高危患者,明确相关因素,早期识别,早期评估,及时申报,采取积极有效的预防性干预措施。例如,使用综合气垫床、受压部位使用软垫、保护性敷料进行保护。

【延伸知识】

在临床护理过程中并非所有的压疮均可预防,如严重水肿、恶病质及根据患者病情需严格限制翻身导致的压力性损伤,这种非护理干预能预防的压力性损伤称为难免压力性损伤。

护士的压力性损伤风险预测能力在难免压力性损伤管理与控制中至关重要,明确判断相关风险因素有利于早期识别和干预。相关风险因素主要包括下述几项。

1. 个人行为：美国国家压力性损伤专家咨询组指出，患者活动或移动的受限是压力性损伤发生的首要独立预测因素。

2. 血流动力学不稳定：当全身或局部灌注不足以支持器官（如皮肤）的正常功能，血流动力学因运动而改变时，难免压力性损伤就会发生。

3. 组织耐受性受损，如营养不良、动脉供血不足、动脉栓塞等，对疾病晚期患者限制人工营养是难免压力性损伤发生的重要风险因素。

4. 由于病情限制，不能使用压力再分配设备，常见于脊柱或骨盆受损患者。

5. 医疗设备相关压力性损伤：维持或监测患者生命体征稳定的设备，如背板、颈托、吸氧面罩、血氧指夹等导致的压力性损伤，常见于儿科患者。

第四节　鼻气管插管引发的压力性损伤

【案例】

患者王某，女性，81岁，诊断为慢性阻塞性肺疾病急性发作，高血压。2月15日15：45患者病情突然加重，行鼻气管插管接呼吸机辅助通气治疗。2月16日护士交接班时查看经鼻气管插管胶布及寸带固定完好，未观察插管周围皮肤情况。2月17日上午护士更换气管导管固定胶布时，发现右侧鼻翼内侧有 0.2cm×0.2cm 皮肤呈紫红色，为深部组织损伤。立即给予生理盐水清洁，水胶体敷料保护鼻翼处，调整气管导管固定位置，胶布固定松紧度适宜，避免局部皮肤的持续受压。2月20日鼻翼内侧压力性损伤明显好转，患者病情较前好转，拔除经鼻气管导管，行无创呼吸机辅助通气。2月22日观察鼻翼内侧压力性损伤处愈合良好。

【解析】

（一）原因分析

1. 对医疗器械相关压力性损伤的认识不足

（1）医疗器械相关压力性损伤也被称为不典型压力性损伤，未被纳入常规压力性损伤评估中，存在被低估的可能性。护士对医疗器械相关压力性损伤的认识不够全面，使得产生医疗器械相关压力性损伤的危险提高。

（2）语言障碍、感觉障碍、水肿、组织缺氧、周围循环障碍、代谢状态改变、镇痛、镇静、肌松等均为高风险人群，使用器械后会增加发生医疗器械相关压力性损伤的风险，护士未识别高风险人群，也没有在早期采取预防措施。

2. 皮肤评估观察不到位　不能动态地评估、观察器械周围皮肤完整性，造成局部皮肤受压时间过长引起损伤。护士高度重视管路固定，却忽视了器械周围皮肤的评估和观察。为了规避重复烦琐的固定、导管移位或脱出等高风险事件，采用多种方法进行固定，造成护士无法直接观察或疏于观察器械周围皮肤。

3. 使用医疗器械过程中操作不当

（1）医源性操作因素：鼻腔空间狭小，鼻腔皮肤黏膜较脆弱，气管导管插入后易发生压力性损伤。因此在使用医疗器械时，选择合适的型号和材质非常重要，如果医生在置管操作中选择导管的型号偏大，将增加医疗器械相关压力性损伤的风险。

（2）护理操作影响因素

1）复杂的插管固定方式增加了护理观察的难度，不利于对周围皮肤的护理。

2）操作手法不准确，造成导管牵拉，使鼻腔某部位因持续受压而产生压力性损伤。

3）寸带固定可能存在问题：寸带打结处反复摩擦鼻孔，引起外鼻腔黏膜的红肿破溃；固定带较松时，在患者翻身、头部活动时导管容易活动、脱管，导管活动对鼻腔黏膜造成摩擦力损伤；固定过紧使鼻腔某部位持续受压，产生压力性损伤。

（二）改进方案

1. 加强人员培训

（1）就医疗器械的使用、医疗器械相关压力性损伤的概念、作用机制、危险因素、预防及处理措施等对护士进行系统的培训，提升护士对医疗器械相关压力性损伤的认识，提高护士在临床工作中的重视程度和评估能力。

（2）要求护士熟练掌握常用医疗器械装置（如气管导管固定装置、气管套管和无创通气面罩）的固定，熟知不同医疗器械导致的压力性损伤发生的潜在原因和预防措施，定期组织考核。

2. 加强评估与观察

（1）依据 Braden 量表对患者进行压力性损伤风险评估，结合医疗器械使用时间、接触部位及对皮肤产生压力情况，早期、系统、客观、动态地判断患者是否存在发生医疗器械相关压力性损伤的风险，采取相应的预防性护理干预措施。

（2）尽量避免器械直接接触皮肤，并在接触皮肤处使用预防性敷料做好减压保护，同时评估器械固定的松紧度，在临床允许的情况下定时改变位置，避免同一部位长期受压。

（3）每天至少要检查器械下皮肤 2 次，观察皮肤有无潮湿、发红或破损。若皮肤出现潮湿，要及时使用柔软毛巾擦干，并使用皮肤保护剂。

3. 规范医疗器械管路固定方法，便于护理观察

（1）统一规范经鼻气管插管固定方法。固定胶带剪"Y"字口备用（彩图 126，彩图 127），要求固定前使用 3M 液体敷料涂抹局部皮肤，固定时第一圈用无张

力粘贴、鼻翼处塑形（彩图 128，彩图 129）。

（2）气管导管接触皮肤处给予水胶体/泡沫敷料预防性保护。每日换药，观察胶带粘贴部位皮肤有无压红、破溃。严格床旁交接班，每班交接皮肤状况，交接班后，注意查看固定带松紧度是否适宜。

（3）置管期间，为减少导管对鼻腔黏膜的摩擦损伤，可在鼻腔内滴入液状石蜡或涂擦四环素眼膏，2～3 次/日，定时将导管移向鼻孔的另一侧，减轻导管对局部鼻腔黏膜的压迫，避免鼻内组织的压迫坏死。

【延伸知识】

医疗器械相关压力性损伤是指由于使用用于诊断或治疗的医疗器械而导致的压力性损伤，损伤部位形状与医疗器械形状一致。

（一）医疗器械相关压力性损伤的好发部位

医疗器械相关压力性损伤可发生于任何与医疗器械相接触的皮肤或黏膜处，据统计，约 70% 的医疗器械相关压力性损伤发生于头部及颈部，最常发生的部位为耳郭，其次为下肢和足跟。

医疗器械相关压力性损伤主要为 1 期和 2 期压力性损伤。气管导管、气管切开、吸氧面罩和给氧系统、鼻胃管、矫形器、尿管和粪便收集器等多种常用的器械已被证实能导致医疗器械相关压力性损伤的发生，其发生的具体部位和严重程度与使用的医疗器械种类和时间直接相关，如夹板造成肢体压力性损伤，气管插管造成唇部压力性损伤，血压计袖带造成手臂的压力性损伤，颈托造成颈部压力性损伤等。

（二）高风险部位固定方法

1. 耳郭固定方法，见彩图 130，彩图 131。

2. 无创面罩固定方法，见彩图 132，彩图 133。

3. 中心静脉管路固定方法，见彩图 134。

4. 约束带固定方法，见彩图 135。

5. ECMO 导管固定方法，见彩图 136。

6. 引流管固定方法，见彩图 137。

第五节　导联线引发的压力性损伤

【案例】

患者李某，男性，90 岁，诊断为胃癌。6 月 28 日在全身麻醉下行腹腔镜下根治性远端胃大部切除术，转入病房时患者呈镇静未醒状态，一级护理，留置经口气管插管，呼吸机辅助通气。夜间，护士为其翻身时发现患者后背部皮肤有 5 条 0.1cm×10cm 不规则条形水疱，为 2 期压疮，给予水胶体敷料保护。经分析为术中心电监护导联线压于患者身下，返回病房后，手术室护士未与病房护士交接班，没有及时发现进行处理，晚、夜间交班时才发现。

【解析】

（一）原因分析

1. 患者因素

（1）患者高龄，局部组织血流减慢，皮肤弹性降低，受术前营养状态、皮肤抵抗力等因素影响，受压后更易发生压力性损伤。

（2）根治性远端胃大部切除术手术时间长，使用镇静药物致患者机体运动能力、感觉能力、组织自主灌注能力受限，进一步增加了压力性损伤的风险。

2. 护士因素

（1）手术室护士皮肤安全意识薄弱，预见性护理能力不足。未对患者全身情况进行综合评估和观察，对术中可能产生压力性损伤的危险因素预测能力欠缺，在手术过程中未按要求巡视和动态管理患者。

（2）手术患者交接制度未落实，患者由手术室转回病房后，未根据手术患者的转运交接流程和内容进行交接，导致术中发生的皮肤问题没有被及时发现和处理。

（3）病房护士未落实等级护理，手术患者转入后未对患者全身情况、各类管道等进行查看，未全面了解患者情况，未按照等级护理要求每小时巡视查看患者。

（二）改进方案

1. 制订综合护理方案，加强与患者家属的沟通。

（1）加强营养支持，改善患者全身状况，促进伤口愈合。

（2）详细介绍压力性损伤的相关知识，尽可能得到家属的理解，主动配合护士的工作，防范医疗纠纷。

2. 提高手术室护士对压力性损伤风险的认识，尤其是与医疗器械相关的压力性损伤，具备风险防护意识，及时采取有效的预防措施，预防及避免压力性损伤的发生。

3. 加强手术患者交接制度和流程的学习：患者转入病房时，严格交接静脉通路、动脉置管、胃管、尿管、引流管、用药、皮肤完整性等情况，并进行交接记录。

4. 严格落实等级护理制度：责任护士应全面掌握患者情况，尤其是手术患者，应根据患者自身情况，手术时间、手术部位，采取有针对性的预防措施，术后持续评估，降低护理风险。

5. 建立翻身提示卡，督促护理人员有效落实临床护理工作的管理要求，保证患者护理安全。

【延伸知识】

手术相关压力性损伤因素有内源性和外源性。

1. 内源性因素

（1）年龄：老年人软组织弹性减低，压力易传导至组织间液和细胞，胶原合成发生改变，导致组织的机械承受力下降、组织硬化和耐压能力降低；皮下组织减少、肌张力下降和皮下细胞再生缓慢，致急性压力性损伤危险性增加2倍。随年龄增长，压力性损伤的发生率增高。

（2）体重：压力性损伤所承受的压力是自身体重，患者的体重与压力性损伤的受压程度成正比。当患者体重>75kg时，致压力增加，而当患者极度消瘦或体弱时，皮下无脂肪组织保护，也易发生压力性损伤。

（3）伴随疾病：血容量不足、贫血、肢体功能障碍、心血管疾病、肾衰竭、糖尿病、恶性肿瘤、脊柱损伤、镇静和发热。低蛋白血症、营养不良、糖尿病是发生压力性损伤的主要危险因素。氧供减少、反应性充血延迟和血流闭塞可能是增加压力性损伤的发病机制。特别是长期应用皮质类固醇伴低蛋白血症患者，毛细血管再生和胶原合成障碍，也易发生压力性损伤。

（4）体温：体温降低可直接损害免疫功能，减少皮肤血流和组织供氧，皮肤处于相对缺氧状态，抵抗力下降，易形成压力性损伤。

（5）营养：患者血清白蛋白每降低1g，压力性损伤发生风险将增加3倍。血清白蛋白减少引起间质水肿，阻止细胞对营养物质和产生废弃物的交换，氨基酸、维生素及矿物质供给缺乏，组织易发生坏死。全身营养障碍导致皮肤干燥、弹性差，也易发生压力性损伤。

2. 外源性因素

（1）体位：手术患者常采用被动体位，身体与手术床面呈点状接触，压力分布集中，局部压力峰值过高，明显提高术中压疮的发生。

（2）手术时间：正常皮肤血流量远高于代谢所需的基础营养量，当皮肤受压时间过长或过大时，造成血液循环障碍。手术时间越长，局部受压组织处于缺血缺氧的状态时间就越长，受压部位的表皮温度降低程度越大，损伤发生率越高。研究显示，手术时间>2.5小时是压力性损伤的危险指数，手术时间>4小时，每延长30分钟会使压疮发生概率增加33%。

（3）手术方式：心脏、血管、脊柱和头颅手术者易发生术中压疮。在体外循环期间组织灌注不足，毛细血管灌注减少，致使因重力受压部位皮肤组织血液循环功能障碍而发生压力性损伤。另外，手术中体腔暴露过久、输入大量低温库存血、大量冷盐水冲洗体腔、外周血供不良，致受压区域血供减少易发生压力性损伤。

（4）潮湿：手术中血液、体液、大量冲洗液液体外溢和术中患者出汗造成受压部位皮肤潮湿，导致皮肤浸渍、松软，抵抗力下降，削弱皮肤角质层的屏障作用，造成局部皮肤水肿，有害物质易通过，且利于细菌繁殖，使得上皮组织更容易受到损伤。过多的液体引起患者皮肤浸渍、pH 改变和保护性油脂丧失，致使皮肤受到压迫和摩擦的影响。同时，皮肤潮湿使身体粘贴于床垫上，增加了剪切力。

（5）麻醉：全身麻醉后，肌肉松弛无力，保护性反射作用消失，失去自主调节能力，摆置手术体位后负重点和支点发生变化，身体部分组织承受压力和拉力的强度不同，导致局部血运障碍，组织缺氧，容易发生压力性损伤。麻醉药物的阻滞作用，使局部血管扩张，血流变慢，受压部位失去正常的血液循环。再者由于麻醉药物影响，患者反应迟钝或暂时丧失了对身体某些部位不适的反应，使皮肤组织缺氧加重，无氧代谢产物不能及时排除，极易形成压力性损伤。

（6）血流动力学改变：心脏直视手术中血管活性药物应用、动脉氧分压、脉搏等因素在急性压疮的发生中起重要作用，动脉氧分压和脉搏直接反映了机体缺血缺氧的严重性，血管活性药物的剂量间接反映了循环功能障碍的程度。大剂量血管活性药物α受体效应还引起外周血管收缩，进一步加重缺血缺氧，导致压力性损伤发生。

第 7 章

职业防护相关不良事件

第一节　化疗药喷溅

【案例】

患者张某，男性，75岁，诊断为肺癌。入院第2天，医嘱给予注射用奥沙利铂150mg化疗。13:00责任护士为患者配制化疗药时，患者呼叫，护士摘下手套至床旁查看患者，回来后未采取任何防护措施的情况下继续配制化疗药。由于操作不慎，药液喷溅在手背上，立刻用流动水冲洗手背。

【解析】

（一）原因分析

1. 职业防护意识欠缺，护士没有严格按照化疗药物配制与使用护理规范要求进行技术操作，对化疗药物的危害性认识不足，在没有采取任何防护措施的情况下配制化疗药物，增加了职业暴露风险。

2. 缺乏职业防护培训和管理监督机制，导致护士职业防护知识缺乏，操作中不能严格落实防护制度，给安全带来隐患。

3. 医院应设置"静脉药物配制中心"以承担临床配液工作，尤其是化疗药、静脉高营养等配制要求高的药物。

（二）改进方案

1. 制订化疗药物配制与使用规范，完善预防职业暴露规章制度，加强对护理人员的相关知识培训，使护理人员了解职业暴露的危害，操作时严格按照规章制度进行。

2. 医院做好职业暴露的安全保障，包括配液室的布局，废弃物的消毒处理，个人防护用品和健康监测等。

3. 加强职业防护培训和管理，督导护理人员，严格落实防护制度。

4. 发生化疗药喷溅后，要按照规定流程进行上报，医院定期对职业暴露发生的情况进行分析讲评，以引起重视。

【延伸知识】

医务人员职业暴露是指医务人员在从事诊疗、护理活动过程中接触有毒有害物质或传染病病原体，从而损害健康或危及生命的一类职业暴露。

（一）职业暴露分类

1. 感染性职业暴露。

2. 放射性职业暴露。

3. 化学性（如消毒剂、某些化学药品）职业暴露。

4. 其他职业暴露。

（二）护士职业暴露防护制度

1. 医务人员发生职业暴露（在院内从事规范的诊断、治疗、护理、检验等工作过程中，意外受到病原体或含有病原体的污染物的沾染、损伤，或意外吸入等）后，应当按程序及时上报。

2. 进入隔离病房、感染性疾病病房、高危病房工作时，均需戴口罩或酌情穿隔离衣和鞋套；为特殊传染患者做治疗护理之前，接触患者血液、体液和污染的物品时应戴手套，进行气管插管、吸痰，尸体料理时，应当使用普通面罩或正压呼吸面罩，防水防护服或防水围裙及防水靴等。

3. 接触、转运疑似或临床诊断为传染患者（SARS、禽流感等传染病）的护士应当穿防护服、防护鞋，戴防护镜和高效过滤口罩。

4. 在进行侵袭性（有创性）护理操作时，严格按操作规程进行操作，使用后的锐器必须直接放入锐器盒内，禁止用手直接接触使用后医疗锐器。

5. 体温计破碎后，应当按要求正确处理，防止汞污染。

6. 配制化疗药必须在生物安全柜内进行，配制化疗药物时应当穿长袖防护服、戴口罩、帽子、双层手套、护目镜，穿鞋套等。

7. 化疗所用物品或被化疗药物污染的物品，放入专用污染袋中扎紧袋口，注明"细胞毒性废物"，按医疗废物处理要求进行无害化处理。

8. 接触化疗药物人员应当定期查体，发现异常视情况调离岗位进行观察，化疗药物配制护士应定期轮岗，妊娠期或哺乳期护士应当暂时脱离接触化疗药物环境。

（三）化疗药物的职业危害

1. 局部反应　药物喷落可造成局部刺激症状，如红肿热痛、水疱，以及咳嗽、眼睛不适，严重的可致局部组织坏死。

2. 骨髓抑制　表现为血小板、白细胞降低。护士在配制化疗药的过程中，如果不采取有效的防护措施，含有毒性微粒的气雾通过皮肤、呼吸道侵入人体。可能会出现骨髓抑制。

3. **脱发**　化疗药物直接影响 DNA 分子，干扰 DNA 和 RNA 的合成，阻碍毛发根部细胞的有丝分裂，细胞不能更新而发生萎缩脱落。化疗药物引起的毛发脱落是一过性的、可逆的。停止接触化疗药物后，毛囊会再生新发。

4. **致畸性**　接触化疗药物的女性可引起畸胎、异位妊娠和流产。化疗药物还可以通过胎盘运转，造成胚胎和胎儿宫内接触。目前已报道对胎儿有影响的化疗药物有环磷酰胺、甲氨蝶呤、多柔比星、长春新碱等。

5. **致癌性**　环磷酰胺和塞替派等无论在人类和动物中都有充分的致癌证据。部分接触化疗药物的医务人员，若干年后有可能发生相关的恶性肿瘤，主要为急性白血病。

（四）化疗药物配制与使用护理规范

1. 化疗药物配制

（1）物品准备：医用酒精、安尔碘棉签、无菌纱布、棉球、操作人员防护用品（乳胶手套及 PVC 手套各 1 副，防护衣 1 件，一次性帽子、N95 口罩、防护面罩、鞋套）、注射器、一次性使用治疗巾、黄色垃圾袋及锐器盒。

（2）操作步骤

1）用医用酒精纱布擦拭安全柜的台面及四壁。

2）启动生物安全柜循环风机和紫外线灯 30 分钟。

3）人员准备：洗手，戴一次性帽子、N95 口罩，戴防护面罩，外套一次性防护衣，戴双层手套，即 PVC 手套外再戴 1 副乳胶手套。

4）化疗药物配制：①将一次性使用治疗巾铺在生物安全柜操作台面上；②两人查对后按无菌操作原则配药。

抽取药物：割锯安瓿前应轻弹其颈部，使附着的药粉、药液降至瓶底，遵循"弹、锯、消、掰"的操作步骤，然后用无菌纱布包裹，轻轻掰开安瓿，避免药粉、药液、玻璃碎片飞溅，防止划破手套。

溶解药物：掰开粉剂安瓿溶解药物时，溶媒应沿瓶壁缓慢注入瓶底，等药粉浸透后再缓慢转动安瓿，以利于药粉充分溶解，防止粉末逸出；瓶装药液稀释后立即抽出瓶内气体，以防瓶内压力过高药液从针眼处溢出，不可使药液排于空气中；抽取药液时，将化疗药加入袋装液体后应抽尽袋内空气，避免袋内压力过大导致更换液体时药液外溢。

用注射器抽取药液时，抽取的药液不应超过注射器容量的 3/4。

5）配制完毕后用医用酒精纱布消毒安全柜台面及四壁。

6）整理用物：将使用后的注射器、安瓿、针头放入锐器盒内，封闭后在锐器盒外红笔标注"细胞毒性药物废弃物"，再放入双层黄色医疗垃圾袋内并封口；

化疗药瓶、一次性使用治疗巾、脱去的双层手套及防护用具放入双层黄色医疗垃圾袋内并封口。黄色医疗垃圾袋外贴"细胞毒性药物废弃物"标签，放在指定地点并通知运送人员及时收取。

7）操作完毕后用流动水洗手。

（3）注意事项

1）紫外线灯启动期间，不得进行药物配制，并应离开操作间。

2）医用酒精纱布擦拭安全柜的台面和四壁，顺序为从上到下、从里到外，用过的纱布与其他生物危害性废物一起处理。

3）化疗药物配制必须在距离生物安全柜操作台外沿 20cm、内沿 8～10cm 区域内进行，操作人员身体距离操作台面至少 10cm。

4）配制时前窗不可高过安全警戒线，否则操作区域内不能保证负压，可能会造成药物气雾外散，对工作人员造成伤害或污染洁净间。

5）在配制化疗药物前应准备好需要的药品和用物，以减少前窗开启次数。

6）每天操作结束后应打开风槽道外盖，先用清水清洁回风槽道，再用医用酒精纱布擦拭消毒。

7）生物安全柜每月应做一次沉降菌监测。方法：将培养皿上盖打开，放置在操作台面上 30 分钟，然后封盖送感控科进行细菌培养、菌落计数。

2. 化疗药物输注

（1）化疗前

1）评估患者对化疗的耐受程度：化疗的适应证、禁忌证、患者营养状况、血常规、基础疾病及危险因素。

2）健康教育：清淡饮食、避免过饱、避免感冒、充足睡眠、适量运动、放松心情。

3）合理选择输液通道：建议首选中心静脉置管，避免头皮针穿刺。

4）选择全密闭式输注系统，软包装溶液作为溶媒。

（2）化疗中

1）严格执行查对制度。

2）护士应戴口罩、双层手套（PVC、乳胶）输注化疗药物。

3）输入化疗药物前确保输液管路在血管内，局部无外渗；静脉输液前先用同一配制化疗药物的生理盐水或葡萄糖溶液预冲；根据化疗药物性能按正确顺序和速度应用；要求避光的化疗药应用避光输液器；两种化疗药物之间或化疗后需用同一配制化疗药物的生理盐水或葡萄糖液冲洗输液管道。

4）输入化疗药物时患者尽量减少活动，护士应主动巡视，预防并及时发现药物外渗。

5）墨菲滴管给药时，推药速度不能过快，以防药液从管口溢出，避免拔针时由于墨菲滴管内压力过大引起药物喷溅。

6）更换输液袋前，应将输液袋倾斜一定角度后再拔出输液器针头，防止喷溅。

7）脱去双层手套，放入双层黄色医疗垃圾袋打结封口。

8）输注化疗药物时严密观察药物不良反应，重视患者不适，如有不适及时对症处理。

9）化疗中嘱患者多饮水，遵医嘱进行营养、支持、补液等治疗。

（3）化疗后

1）观察有无不良反应，遵医嘱定期查血常规和血生化等。

2）健康教育：预防感冒、适当活动，遵医嘱定期化疗、定期复查。

3. 化疗药物外渗处理

（1）停止输液：立即停止输液，回抽药液，回抽后拔针，避免局部过重压迫。

（2）评估：局部皮肤，包括颜色、温度、肿胀程度、外渗药物的性质及渗液量。

（3）处理：局部封闭或遵医嘱使用解毒剂，根据药物性质冷敷，抬高患肢。给予适当药物外敷，必要时请相关科室会诊处理。

（4）记录：外渗的部位、局部反应、处理措施、外渗药物名称和浓度。

（5）报告：上报主管医师及护士长，并填写不良事件报告表。

（6）观察：连续观察并记录患者局部反应，根据情况采取相应措施。

4. 化疗废弃物处理流程

（1）根据化疗药废弃物的类别，将废弃物分别置于专用包装袋或容器内。在盛装化疗药废弃物前，应当对包装物或容器进行认真检查，确认无破损、渗漏和其他缺陷，盛装化疗药废物达到包装物或容器的 3/4 时，应当使用有效的封口方式，使封口紧实、严密。

（2）放入包装物或容器内的废物不得任意取出，不可与其他废弃物一同运送。所有专用处理容器均用双层黄色垃圾袋封闭后贴上"细胞毒性药物废弃物"标签，再运送处理。病房内化疗药废弃物存放不可超过 1 天。

（3）科室保洁人员每天对化疗药废物进行登记，登记内容包括来源、种类、重量、交接时间、最终去向等。

第二节　体液喷溅

【案例】

120 急救车送来一名车祸后的年轻男性，病情紧急，急诊抢救室护士遵医嘱为患者进行股动脉采血查血气，由于患者躁动，护士拔针时未按压好穿刺点，血液喷溅至护士的眼结膜，护士立即用流动水冲洗眼睛。检验科回报，该患者 HIV 抗体呈强阳性。护士立即咨询感染办，进行血液检查。

【解析】

（一）原因分析

1. 护士职业暴露风险防范意识不强，自我保护意识弱。对躁动患者进行有创操作时，未寻求他人协助，导致意外情况发生。

2. 护士不了解职业暴露应急预案，缺乏职业暴露发生后的应急处理能力，发生职业暴露后不知如何处置。

3. 医院对类似急诊这种高危科室的安全操作和应急处置流程培训不到位，未做到人人知晓并熟练掌握。

4. 护理人力配置不足。

（二）改进方案

1. 医院加强对高危岗位人员标准预防培训，使全员了解职业暴露的危害，树立标准预防观念，不论患者是否确诊或可疑感染传染病，都要采取标准预防措施。

2. 强化护士的安全防范意识，掌握预防职业暴露的安全操作规程和发生职业暴露后的正确处理方法及上报流程，工作中严格按照规章制度执行。

3. 医院定期对职业暴露发生的情况进行分析讲评，以引起护理人员重视。

4. 建立完善的安全保护机制，及时进行心理辅导，保障工作人员健康。

【延伸知识】

体液喷溅是指医务人员在诊疗、护理、手术等操作中，患者的血液、体液、分泌物、排泄物等发生外溅，污染医务人员的衣服、皮肤、黏膜、眼睛等。

（一）体液喷溅的危害

患者的血液、体液、分泌物、排泄物等发生喷溅，如保护措施不完善，经血液及接触传播疾病的感染率就会增加。最常见的有乙型肝炎、丙型肝炎、各种性病等。耐药的结核分枝杆菌、葡萄球菌、肠球菌等也可由患者传递给医务人员。

（二）标准预防

标准预防强调患者的血液、体液、分泌物、排泄物均具有传染性，需进行隔离，不论是否有明显的血迹、污染，是否接触非完整的皮肤与黏膜，接触上述物质者，必须采取预防措施。根据传播途径采取接触隔离、飞沫隔离、空气隔离，是预防医院感染成功而有效的措施。

1. 操作原则

（1）标准预防贯穿于实施操作的全过程。

（2）不论患者是否确诊或可疑感染传染病均应采取标准预防措施。

（3）包括洗手、戴手套、穿隔离衣、戴防护眼镜和面罩等基本措施。

（4）进行可能接触患者体液、血液的操作时须戴手套。

（5）操作完毕脱去手套后应洗手，必要时手消毒。

（6）有可能发生血液、体液飞溅到医务人员面部：佩戴具有防渗透性的口罩、防护眼镜。

（7）有可能发生血液、体液大面积飞溅污染身体：穿戴具有防渗透性的隔离衣或者围裙。

（8）手部皮肤破损有可能接触患者血液、体液时戴双层手套。

（9）戴手套操作过程中，应避免用已经污染的手套触摸清洁区域或物品。

（10）进行侵袭性诊疗、护理操作过程中注意：

1）保证充足的光线。

2）特别注意防止被针头、缝合针、刀片等锐器刺伤/划伤。

（11）使用后的锐器防刺伤

1）直接放入耐刺、防渗漏的锐器盒。

2）使用具有安全性能的注射器、输液器。

（12）立即清洁污染的环境。

（13）禁止将使用后的一次性针头重新套上针头套。

（14）禁止用手直接接触使用后的针头、刀片锐器。

（15）保证废弃物的正确处理

1）运输废弃物时必须戴厚质乳胶清洁手套。

2）处理体液废弃物必须戴防护眼镜。

2. 预防措施

（1）洗手：接触血液、体液、排泄物、分泌物后可能污染时，脱手套后，要洗手或使用快速手消毒剂洗手。

（2）手套：当接触血液、体液、排泄物、分泌物及破损的皮肤黏膜时应戴手套；手套可以防止医务人员把自身的菌群转移给患者；手套可以预防医务人员变成传染微生物时的媒介，即防止医务人员将已污染的病原在人群中传播。在两例患者之间一定要更换手套；手套不能代替洗手。

（3）面罩、护目镜和口罩：戴口罩及护目镜也可以减少患者的体液、血液、分泌物等液体的传染性物质飞溅到医护人员的眼睛、口腔及鼻腔黏膜。

（4）隔离衣：防止传染性血液、分泌物、渗出物、飞溅的水和大量的传染性材料污染。脱去隔离衣后应立即洗手，以避免污染其他患者和环境。

（5）可重复使用的设备

1）可重复使用的医疗用品和医疗设备，在用于下一例患者时根据需要进行消毒或灭菌处理。

2）处理被血液、体液、分泌物、排泄物污染的仪器设备时，要防止工作人员皮肤和黏膜暴露、工作服污染，以免将病原微生物传播给患者和污染环境。

3）需重复使用的利器，应放在防刺的容器内，以便运输、处理和防止刺伤。

4）一次性使用的利器，如针头等放置在防刺、防渗漏的容器内进行无害化处理。

（6）物体表面、环境、衣物与餐饮具的消毒

1）对医院普通病房的环境、物体表面包括床栏、床边、床头桌、椅、门把手等经常接触的物体表面定期清洁，遇污染时随时消毒。

2）在处理和运输被血液、体液、分泌物、排泄物污染的被服和衣物时，要防止医务人员皮肤暴露、工作服和环境污染。

3）可重复使用的餐饮具应清洗、消毒后再使用，对隔离患者尽可能使用一次性餐饮具。

4）重复用的衣服置于专用袋中，运输至指定地点进行清洗、消毒，并防止运输过程中的污染。

（7）急救场所可能出现需要复苏时，用简易呼吸囊（复苏袋）或其他通气装置以代替口对口人工呼吸方法。

（8）医疗废物应按照国家颁布的《医疗废物管理条例》及其相关法律法规进行无害化处理。

第三节　针刺伤

【案例】

患者张某，女性，86 岁，诊断为高血压，冠心病。19：00 值班护士为患者急抽血查血气分析，操作后在去除针头时不慎将手指扎破。护士立即按针刺伤流程处理伤口，查看患者免疫四项化验，结果显示：乙型肝炎表面抗原阳性。报告护士长并填写职业暴露报告卡，上报护理部、医务部及感染控制办公室，给予注射乙型肝炎免疫高价球蛋白。

【解析】

（一）原因分析

1. 医护人员

（1）违反操作常规：护士未按照标准操作流程进行护理操作，对患者阳性结果不了解。

（2）沟通不及时：得知患者免疫四项结果阳性时，主管医生未尽到告知义务。

（3）职业防护意识不强：护士在进行侵入性操作时，未按要求落实标准预防措施，未戴手套进行操作。

2. 管理因素　患者病历无阳性结果标识提示，治疗盘内未配备锐器盒。

（二）改进方案

1. 规范操作流程

（1）开展护理基础操作技术专题规范化培训：提高护士，特别是新护士规范化操作能力。

（2）建立规范化操作监督制度：督促医务工作人员执行规范化操作程序，降低职业暴露风险。

（3）加强新护士基础护理技能考核，使其熟练掌握操作技术，尤其是操作细节，并定期巡查。

2. 加强针刺伤职业暴露培训，提高自我防范意识

（1）护理人员上岗之前必须接受医院的职业防护培训，对锐器伤的危害、上报程序及紧急处理措施进行重点培训。

（2）对新入职、转岗护士严格执行岗位带教制度，带教过程中对有可能发生的锐器伤环节进行重点教育，引入锐器伤预防措施的教育。

（3）在职护士定期进行强化培训，巩固针刺伤防护培训内容，对重点、难点及关键内容进行考核。

3. 改善医疗护理操作环境

（1）医院管理者应充分考虑医护人员的安全，选择合适的输液工具，不断改进护理用具，减少针刺伤的发生。

（2）医院感染管理科专职人员每月不定期抽查"医务人员锐器伤处置流程"的知晓率和正确率，提高可操作性。

【延伸知识】

针刺伤是指由医疗利器如注射针头、缝合针、各种穿刺手术刀片等造成的意外伤害，导致皮肤深层破损和出血。

（一）危害

1. 身体危害　针刺伤传播血源性传染性疾病的危险性极大，目前已证实有20多种病原体可经针刺伤接种传播。皮肤针刺伤是感染乙型肝炎、丙型肝炎、艾滋病等血源性疾病的主要途径，因此临床护理工作中应加强自我保护意识，严格执行各项操作规程，培养良好的工作习惯，减少针刺伤的发生，防止血源性疾病的传播。

2. 心理危害　针刺伤会给医务人员带来巨大的精神压力和心理负担，还可能

造成工作行为的改变，使其无法投入到正常的医疗工作和社会活动中。

3. 社会危害　血源性传播疾病存在着从患者到工作人员和从工作人员到患者的双向传播途径，因此给患者及其家属带来沉重的经济负担。

（二）应急预案

1. 医务人员在进行医疗、护理操作时应特别注意防止被污染的锐器划伤、刺破。若不慎被乙型肝炎、丙型肝炎、HIV 污染的尖锐物体划伤时，首先应保持镇静，除去手套，立即从近心端向远心端挤出伤口血液，然后用肥皂水或清水冲洗伤口，再用碘伏和乙醇消毒，必要时去外科进行伤口处理，并进行血源性传播疾病的血清学水平的基线检查。

2. 被乙型肝炎或丙型肝炎阳性患者血液或体液污染的锐器刺破后，应在 24 小时内查乙型肝炎或丙型肝炎抗体，根据情况，注射乙型肝炎免疫高价球蛋白，按 1 个月、3 个月、6 个月接种乙型肝炎疫苗。

3. 被 HIV 阳性患者血液、体液污染的锐器刺伤时，应在 24 小时内查 HIV 抗体，必要时同时抽患者血对比，按 1 个月、3 个月、6 个月复查，同时口服逆转录酶抑制剂 AZT。

4. 报告医务部、院内感染科、护理部、保健室，填写职业暴露报告卡，登记、上报，定期随访。

第 8 章

设备相关不良事件

第一节　气动物流系统故障导致血标本丢失

【案例】

患者吴某，女性，76岁，诊断为慢性心力衰竭，医嘱给予静脉采血，查常规、生化全套。06：20夜班护士将采集的血标本由气动物流系统传送至检验科，11：30主治医生查看该患者检验结果时发现无结果回报，询问后得知护士已执行该医嘱，在确认检验科未收到患者血标本后，值班护士立即通知物业公司，请求协助寻找传输桶，12：20在传输通道内找到标本。

【解析】

（一）原因分析

1. 护士因素

（1）未按标准流程操作：传送标本后未按要求及时查对检验科返回的标本核收清单。

（2）责任心不强：传送15分钟后，空桶未返回，没有与检验科沟通确认标本接收情况，未追踪传输桶位置，导致标本传送失效。

2. 传输系统因素　在血标本重量合格，标本符合条件的情况下，由于传输系统故障导致标本丢失。

（二）改进方案

1. 加强气动物流系统使用流程和规范培训，使护士正确理解气动物流系统传输原理、使用方法和流程，并内化所学知识，最终促进行为转变。

2. 每月对标本传输异常情况进行分析，每年汇总，进行根本原因调查分析；对有异常的情况及时与主治医生、检验科及医学设备科沟通。

3. 系统设施管理：物业公司定期进行日常保养，及时排除故障。

【延伸知识】

医用物流传输系统是以压缩空气为动力，通过网络机电技术和计算机控制技术，在气流的推动下，通过专用管道实现药品、病历、标本等可装入传输桶的小型物品，进行站点间的智能双向点对点传输。

1. 传输物品类型　标本、药品、小型器材、单据等。

2. 传输通道的优缺点

（1）优点：传输速度快。

（2）缺点：运动量小，种类受限（最大重量不超过 5kg），存在不稳定因素。

3. 气动物流传送血交叉标本流程　中国人民解放军总医院第六医学中心使用气动物流传送血交叉标本流程见彩图 138。

第二节　康复器械部件脱落砸伤患者

【案例】

患者王某，女性，64 岁，诊断为脑梗死恢复期。康复训练使用站床器械过程中，家属自行卸下器械，扶手板上的小部件滑脱，砸到患者头部和足背部，左侧额头 1.5cm×1.5cm 肿胀，左足背 5cm×5cm 血肿，触痛明显、表皮破溃，可见少量渗血。碘伏消毒伤口，冰袋局部冷敷。行足正侧位（关节）放射检查，检查结果无异常，查头颅 CT，CT 结果显示未见新发病变。

【解析】

（一）原因分析

1. 患者及其家属因素　缺乏康复训练器材的使用方法和配合的相关知识，违反医院器材管理使用规范，在未经允许情况下，擅自卸下器械。

2. 医护人员因素

（1）康复师未充分评估患者肌力、活动能力等情况，在康复训练过程中未进行全程指导。

（2）康复师未对患者及其家属进行训练器材使用说明及配合注意事项告知，家属不了解训练过程中擅自卸下器械的风险。

3. 管理因素

（1）未建立康复训练器材日常管理检查制度，无人定期检查，保养维护不够，未做到及时维修，导致使用时部件脱落。

（2）临床使用风险认识不够，医院与各科室在日常的质控考评中缺少对医疗器具使用和风险的考核机制。

（3）器材管理不规范，日常保养维护不及时，导致设备性能老化或故障损坏。

（二）改进方案

1. 康复训练前，对家属和患者进行充分的健康宣教和安全告知，包括训练器材使用说明、配合注意事项等。

2. 规范康复师工作职责

（1）康复训练前：全面评估患者综合情况，根据患者自身特点制订有针对性的康复训练计划和方案。

（2）康复训练时：强化风险意识和责任心，明确工作流程和岗位制度，全程康复指导，确保患者安全。

3. 加强康复器材日常管理

（1）设立器材管理人员：对医疗器材验收、培训、使用、计量质控、维护保养、维修、储存、各类文书记录等各方面的全程监管责任，督促其他人员规范使用管理科室医疗器材。

（2）严格执行设备操作上岗制度：杜绝非专业人员操作医疗器械，操作员需要参加操作培训，熟知设备原理结构、操作方法与注意事项。

（3）推行器材使用前检查制度：使用前，康复师依据操作规程与说明书，通过器械内置的自检程序或相关技术规范，对器械的功能、性能、使用条件、配置完整性、耗材、消毒情况等进行详细检查并做好记录，以确保设备处于良好备用状态。使用前检查各项指标正常的器械才能投入临床使用。

（4）完善器材相关信息的记录：建立使用记录本与维保维修记录本。

（5）加强日常保养维护：定期检查维护，维护时发现设备异常或有安全隐患，及时维修并做好记录。

4. 多部门协作加强高风险设备的风险评估

（1）在医学工程管理部门的协助下对设备进行风险评估，制订相关风险防控措施。

（2）组织科室内业务学习、培训，加强风险意识教育，提高康复师对医疗器材风险识别和评估能力，提升医疗器材管理质量。

（3）将风险防范措施以宣传板、视频、警示标识等多种形式进行宣教提醒，做好目视化管理。

第三节　天花板掉落砸伤患者

【案例】

患者李某，男性，74 岁，诊断为糖尿病，高血压。入院第 5 天，患者如厕时，卫生间天花板突然掉落，砸到患者头部，左侧额头 2cm×2cm 肿胀，触痛明显、表皮破溃，可见少量渗血。碘伏消毒伤口，冰袋局部冷敷。急查头颅 CT，结果显示无异常。嘱患者卧床休息，下床活动时有人陪护，改变体位时要缓慢，保持血肿破溃处清洁、干燥，避免碰触。

【解析】

（一）原因分析

病房基础设施维护、保养管理不到位。物业部门未定期对病房基础设施进行巡查维护、规范管理，导致卫生间天花板松动脱落。

（二）改进措施

1. 做好患者及其家属的安抚工作，加强沟通，避免医患纠纷。

2. 对患者局部创面积极处理，减轻患者疼痛，促进早期愈合。

3. 规范医院基础设施的维护保养制度。积极与物业部门沟通协调，建立长效管理机制，定期对病房设施进行巡查保养，并做好记录。提高医院后勤保障水平。

【延伸知识】

《医疗机构患者活动场所及坐卧设施安全要求》是国家卫生和计划生育委员会发布的强制性卫生行业标准。根据国卫通〔2014〕6 号要求，分为 WS 444.1-2014 医疗机构患者活动场所及坐卧设施安全要求第 1 部分：活动场所，以及 WS 444.2-2014 医疗机构患者活动场所及坐卧设施安全要求第 2 部分：坐卧设施。

第四节　新生儿恒温培育箱温度失控

【案例】

患儿王某，男性，出生 1 天，体重 2000g，早产儿，9：10 入院后遵医嘱使用新生儿恒温培育箱，温度设置为 33℃。10：00 护士为患儿测量体温为 37.2℃，查找原因发现恒温培育箱温度为 35℃，立即给予患儿更换恒温培育箱并报告医生，严密观察患儿体温变化，同时报修。

【解析】

（一）原因分析

1. 护理人员在巡视过程中未能及时发现体温监测探头脱落，恒温培育箱不能实时显示患儿体温。

2. 新生儿恒温培育箱温度失控，电压值、温度传感器失灵。

3. 由于报警系统故障，恒温培育箱的温度在超出正常范围时未发出声光报警。

4. 设备没有定期进行维护、检修。

（二）改进方案

1. 加强对医疗器械的监控：建立医疗器械临床验收标准，对列入国家计量检测目录的产品，在使用前应进行检测。

2. 建立医疗器械不良事件的应急预案：医院器材科应指派专职人员承担医疗器械监测工作，对医疗器械不良事件进行上报、记录、建档保存。

3. 完善医疗器械安全审核：规范采购程序，严格进行医疗器械资格审查，采购前应充分了解该产品的使用情况，有无不良记录等，严把质量关。

4. 提高医护人员安全意识：对使用医疗器械的医护人员进行培训及管理，提高安全防范意识，充分认识到产生医疗器械不良事件的严重危害性。护理巡视内容应全面、仔细，制作新生儿巡视观察表，将新生儿和恒温培育箱作为一个整体进行观察、护理。

5. 组织全体医护人员开展新器械、新技术使用前的规范化培训，做好对医疗器械临床运用过程中的质量控制和操作规范化的培训。

【延伸知识】

建立医疗器械不良事件的应急预案：发生医疗仪器故障（医疗材料）故障——报告医生——及时处理给患者带来的损伤——加强对患者的巡视，密切观察病情变化——检测和维修医疗器械——报告护士长——填写《护理不良事件报告单》——上报护理部——及时记录《护理记录单》——做好交接班。

彩 图

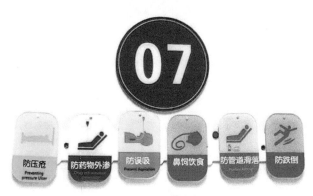

彩图 1　跌倒警示标识

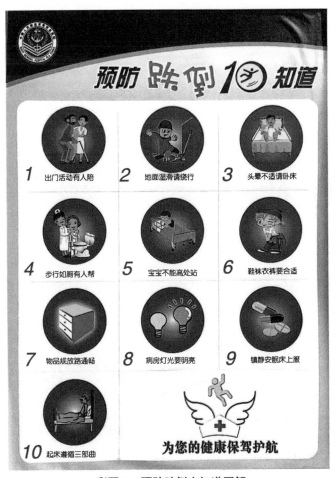

彩图 2　预防跌倒十知道图解

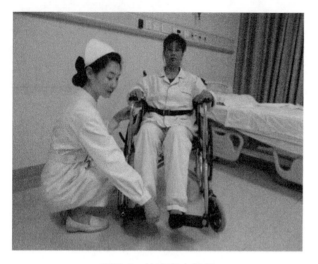

彩图 3　扶患者上轮椅

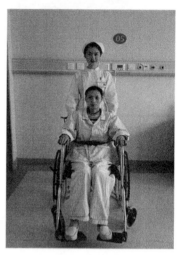

彩图 4　轮椅运送

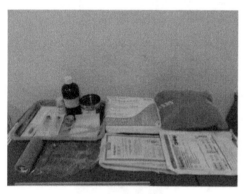

彩图 5　物品准备

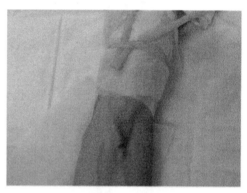

彩图 6　选择血管

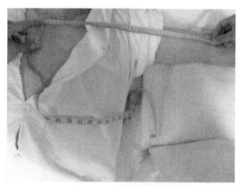

彩图 7　测量置管深度

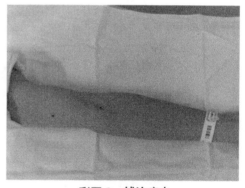

彩图 8　铺治疗巾

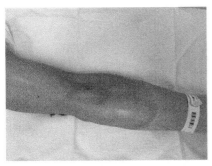

彩图 9　消毒皮肤

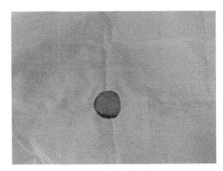

彩图 10　铺洞巾

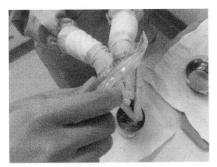

彩图 11　冲洗滑石粉

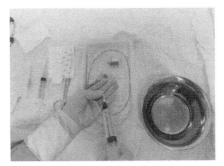

彩图 12　预冲连接管

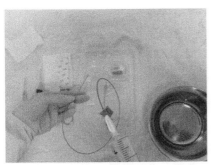

彩图 13　浸泡导管

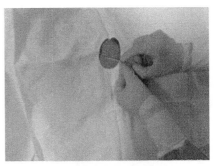

彩图 14　穿刺静脉

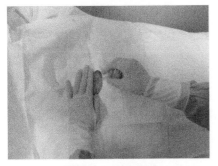

彩图 15　撤出针芯

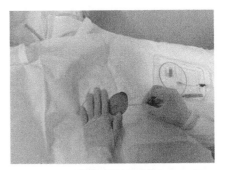

彩图 16　送导管

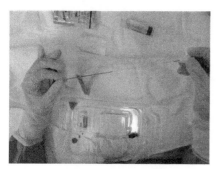

彩图 17　撤出导丝

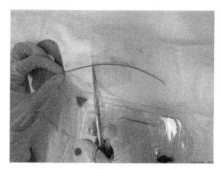

彩图 18　剪去多余部分导管

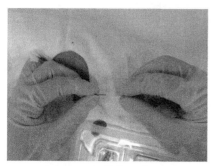

彩图 19　导管套入减压筒

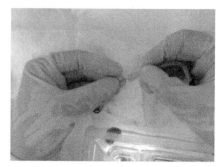

彩图 20　导管与连接器连接

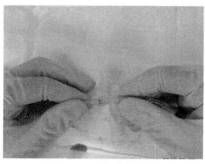

彩图 21　沟槽对齐并锁定

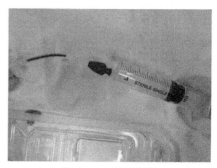

彩图 22　抽吸回血

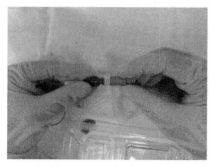

彩图 23　安装输液接头

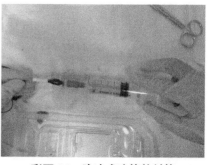

彩图 24　脉冲式冲管并封管

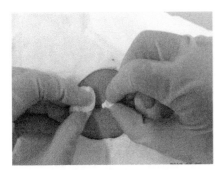

彩图 25　安装固定翼

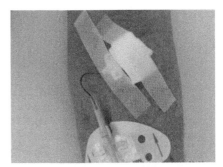

彩图 26　粘贴思乐扣

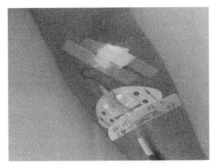

彩图 27　记录穿刺日期

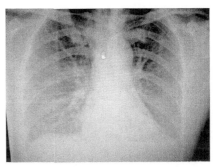

彩图 28　X 线片确定导管位置

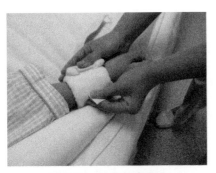

彩图 29　棉垫包裹手腕

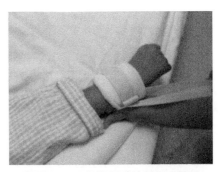

彩图 30　两条带子稍拉紧固定棉垫

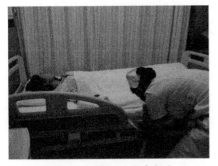

彩图 31　带子系于床架上

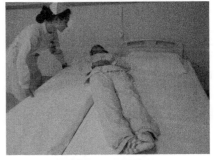

彩图 32　挪动法

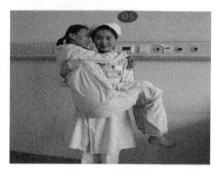

彩图 33　一人搬运法

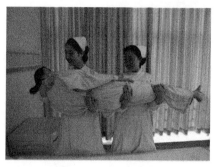

彩图 34　二人搬运法

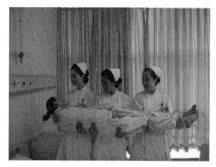

彩图 35　三人搬运法

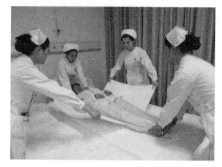

彩图 36　四人搬运法

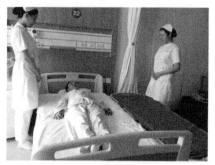

彩图 37　过床板放置于平车

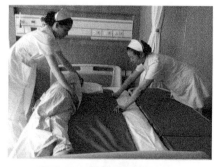

彩图 38　将患者侧翻至 90°

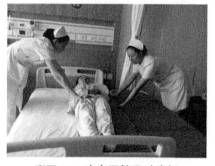

彩图 39　患者平躺于过床板

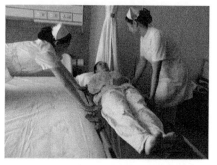

彩图 40　推（拉）患者至平车上

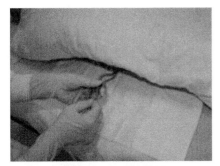

彩图 41　连接输液器

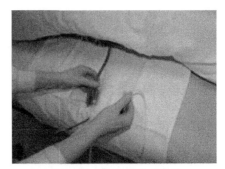

彩图 42　滴入膀胱冲洗液

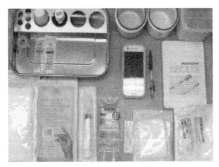

彩图 43　用物准备

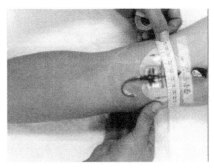

彩图 44　测量臂围

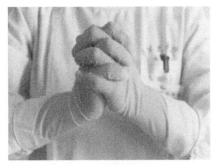

彩图 45　洗手后戴手套

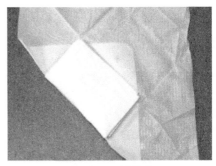

彩图 46　放垫巾

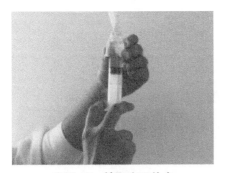

彩图 47　抽取生理盐水

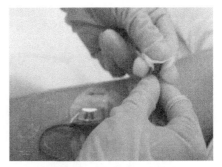

彩图 48　消毒路厄式接头

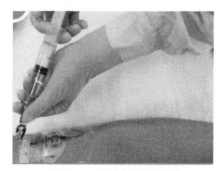

彩图 49　脉冲式正压封管

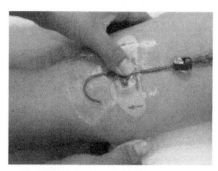

彩图 50　0°平拉敷料边缘

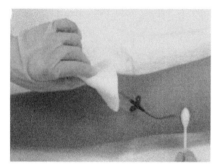

彩图 51　酒精消毒

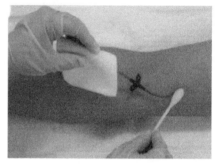

彩图 52　氯己定消毒

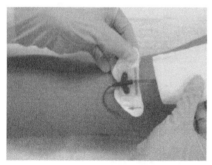

彩图 53　安装思乐扣

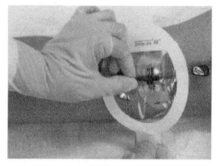

彩图 54　无张力放置透明敷料、塑形

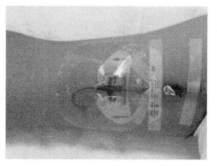

彩图 55　无菌胶带固定

01 准备用物 用物准备齐全，检查物品在有效期内；
核对患者信息、PICC维护手册

01 评 估 穿刺点有无红肿、渗血、渗液；敷料情况
体外导管长度、测量臂围

01 更换接头 抽取10ml生理盐水；连接输液接头；
消毒路厄式接头；脉冲式正压封管

01 更换敷料 去除旧敷料，去除思乐扣；
消毒（酒精、氯己定）

01 安思乐扣 调整导管位置（S形、T形）；涂抹皮肤保护剂
按思乐扣箭头所示方向（箭头应指向穿刺点）安装思乐扣

01 粘贴敷料 穿刺点为中心无张力粘贴；沿导管走行塑形敷料；
高举平台法固定接头

01 标 识 标注维护时间、操作者、导管长度

01 准备用物 整理用物，交代注意事项并记录

彩图 56　PICC 维护流程

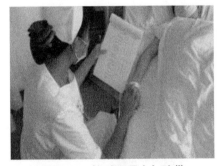

彩图 57　核对医嘱本与腕带

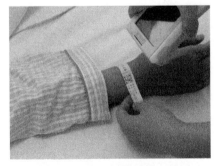

彩图 58　PDA 扫描腕带二维码

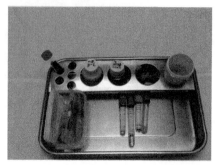

彩图 59　采血管贴上条形码

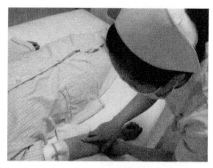

彩图 60　选择静脉

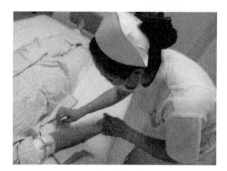

彩图 61　消毒

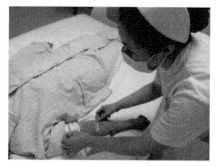

彩图 62　穿刺静脉

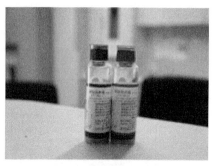

彩图 63　细菌培养瓶

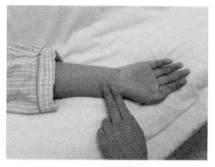

彩图 64　选择穿刺部位

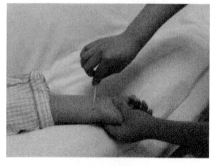

彩图 65　消毒皮肤

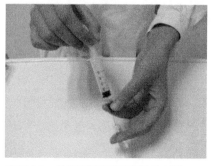

彩图 66　注射器吸取肝素钠注射液 1ml

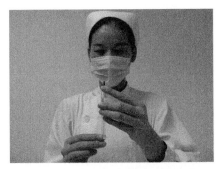

彩图 67 注射器内壁沾匀肝素液

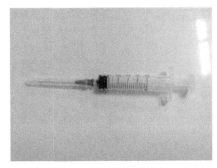

彩图 68 排尽注射器内肝素液和气体

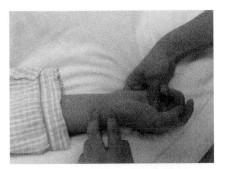

彩图 69 左手示指、中指触摸动脉搏动

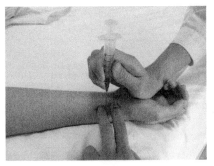

彩图 70 45°或 90°进针

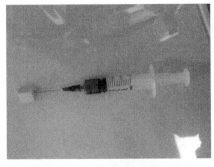

彩图 71 5ml 注射器采集动脉血

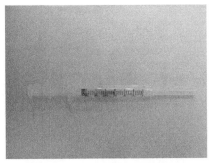

彩图 72 一次性动脉血气针

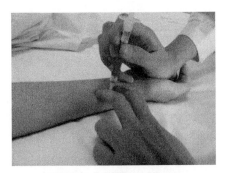

彩图 73 动脉血气针采血

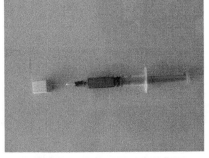

彩图 74 针尖斜面刺入橡皮塞

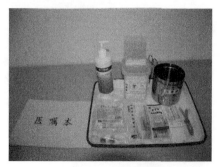

彩图 75　物品准备

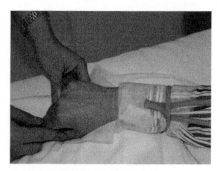

彩图 76　选择血管

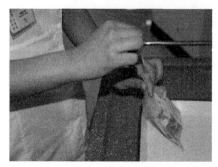

彩图 77　消毒胶塞

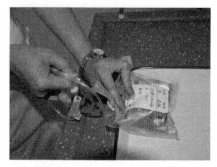

彩图 78　输液器刺入输液管接口

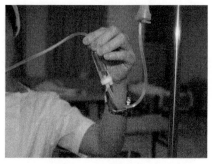

彩图 79　输液管排气

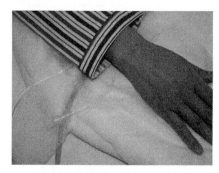

彩图 80　输液软管置于垫巾上

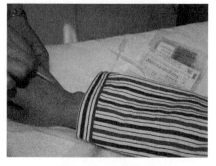

彩图 81　消毒皮肤

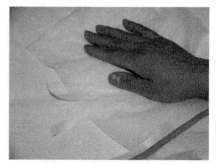

彩图 82　输液贴贴于垫巾上

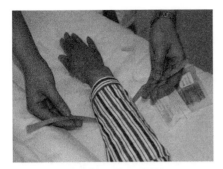

彩图 83　扎止血带

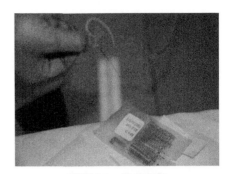

彩图 84　排尽空气

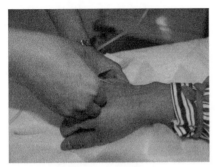

彩图 85　血管穿刺

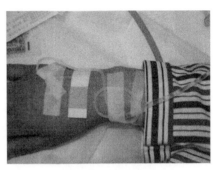

彩图 86　固定胶贴

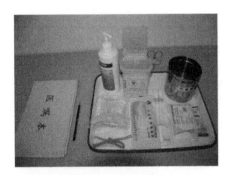

彩图 87　物品准备

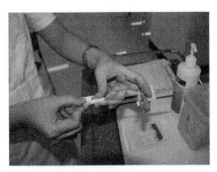

彩图 88　旋转留置针针芯

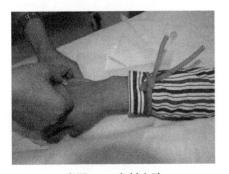

彩图 89　穿刺皮肤

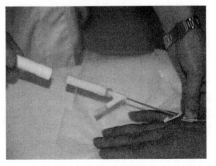

彩图 90　拔除针芯

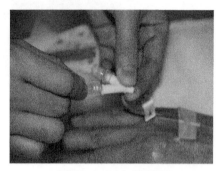

彩图 91　固定留置针

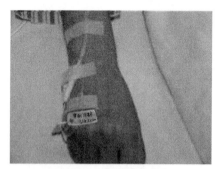

彩图 92　注明留置日期

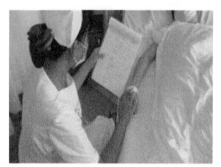

彩图 93　核对患者信息

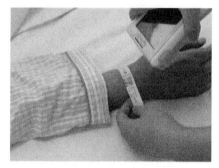

彩图 94　PDA 扫描腕带二维码

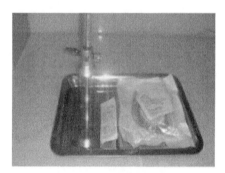

彩图 95　治疗盘及用物

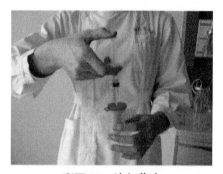

彩图 96　注入药液

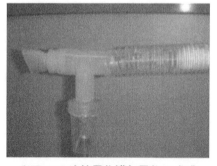

彩图 97　连接雾化罐与雾化口含嘴

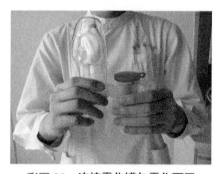

彩图 98　连接雾化罐与雾化面罩

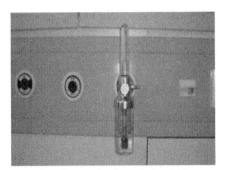

彩图 99　连接中心供氧系统

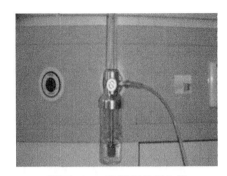

彩图 100　连接雾化吸入器

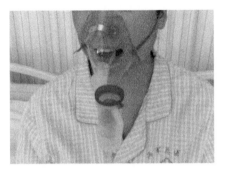

彩图 101　戴面罩雾化吸入系统

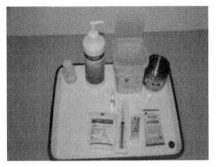

彩图 102　物品准备

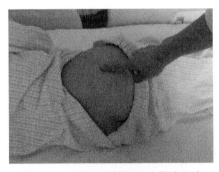

彩图 103　选择注射部位（臀大肌）

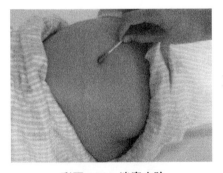

彩图 104　消毒皮肤

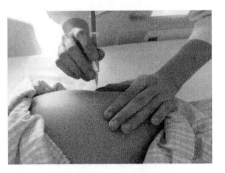

彩图 105　垂直进针

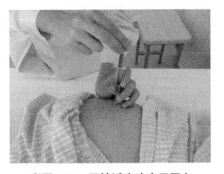

彩图 106　回抽活塞确定无回血

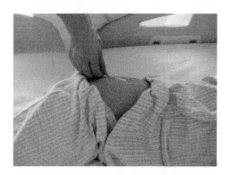

彩图 107　棉签按压穿刺点

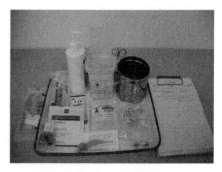

彩图 108　物品准备

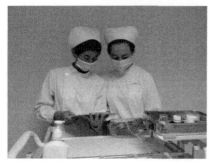

彩图 109　二人核对

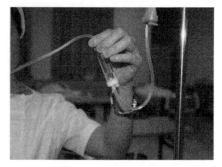

彩图 110　输液器排气

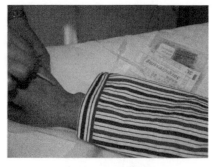

彩图 111　消毒穿刺部位

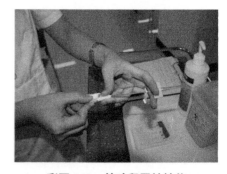

彩图 112　转动留置针针芯

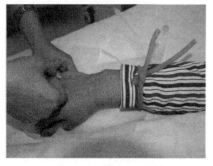

彩图 113　留置针穿刺

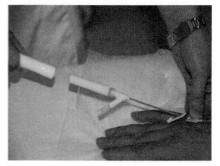

彩图 114　拔除针芯

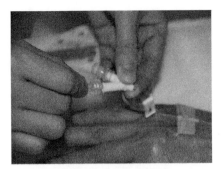

彩图 115　连接输液器

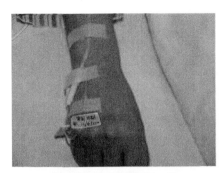

彩图 116　标注留置日期

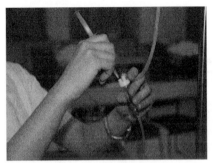

彩图 117　墨菲管给药

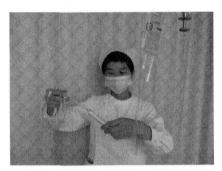

彩图 118　输血器连接 0.9% 氯化钠注射液

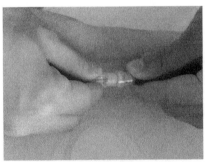

彩图 119　连接输血器与留置针

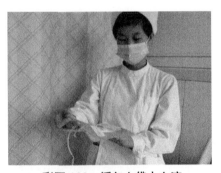

彩图 120　摇匀血袋内血液

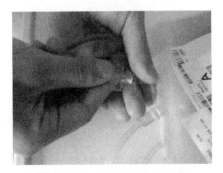

彩图 121　打开血袋塑料小帽

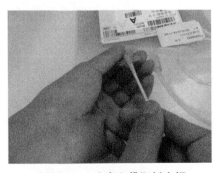

彩图 122　消毒血袋塑料小帽

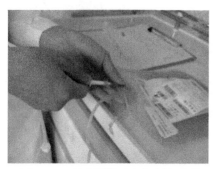

彩图 123 输血器针头平行插入血袋

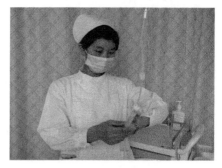

彩图 124 调节输液速度

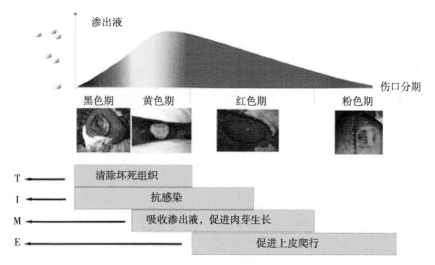

彩图 125 创面处理原则

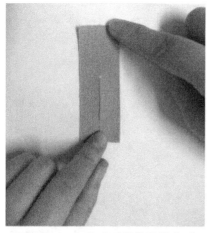

彩图 126 "Y"字形剪裁胶带（1）

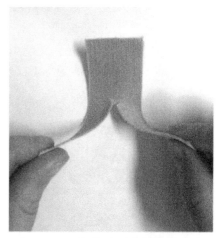

彩图 127 "Y"字形剪裁胶带（2）

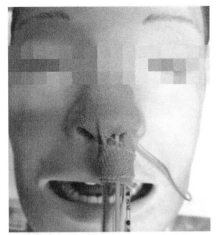

彩图 128 胶带固定（正位像）

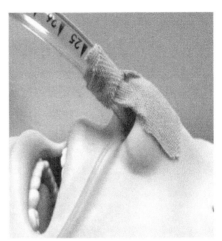

彩图 129 胶带固定（侧位像）

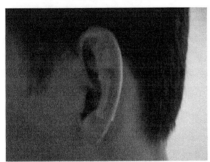

彩图 130 水胶体敷料保护耳郭（1）

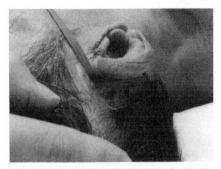

彩图 131 水胶体敷料保护耳郭（2）

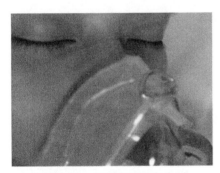

彩图 132 无创面罩固定（1）

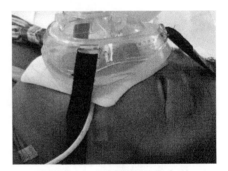

彩图 133 无创面罩固定（2）

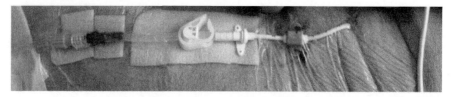

彩图 134　中心静脉管路固定

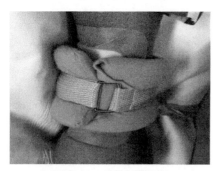

彩图 135　约束带固定

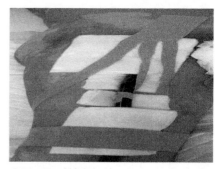

彩图 136　纱布保护 ECMO 导管受压处
皮肤

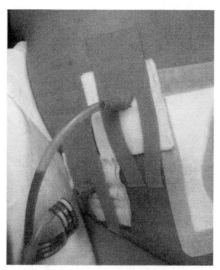

彩图 137　纱布保护引流管周围皮肤

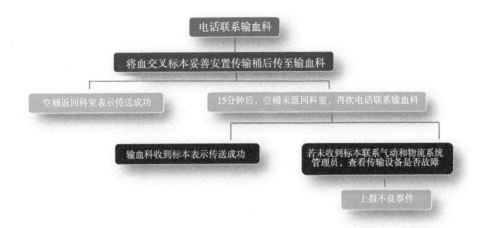

彩图 138 气动物流传送血交叉标本流程

参 考 文 献

[1] 蔡丽萍，向建文，李敏，等，2017. 难免性压疮全程管理在压疮管理规范中的实践与运用. 当代护士，
（7）:153-154.

[2] 蔡雨清，王晓燕，王秀兰，2018. 行为运作管理在临床护士化疗药物职业防护中的应用研究. 护理管理杂志，
18（6）:68-71.

[3] 陈晓媚，高文，朱瑞萍，等，2018. 心血管手术患者压疮危险因素的研究进展. 中华现代护理杂志，24
（6）:738-741.

[4] 董凤梅，马晓娜，师海玲，2018. 检验医嘱执行闭环管理对减少标本检验前的差错发生率及工作效率的影响
观察. 中国民康医学，30（19）:81-82，87.

[5] 黄叶莉，宋雁宾，王建荣，2014. 基础护理技能实训. 北京：科学出版社.

[6] 贾静，徐晶晶，仇晓溪，2016. 结构化皮肤护理方案对降低患者失禁性皮炎患病率的应用效果. 中华护理杂
志，51（5）：590-593.

[7] 旷婉，赵体玉，余云红，2017. 术中获得性压疮预防相关研究进展. 中国护理管理，17（6）:851-855.

[8] 李伟，龚涛，2016. 老年人跌倒的风险评估及预防策略. 中华全科医师杂志，15（8）:583-585.

[9] 李英连，吉穆斯高娃，2017. 躁动患者保护性约束的护理安全管理. 世界最新医学信息文摘，17（93）:237-240.

[10] 刘保池，2017. 艾滋病病毒感染患者创伤后急救及职业暴露的防护. 中华创伤杂志，33（2）:104-106.

[11] 刘超，2018. 失禁相关性皮炎评估工具的研究进展. 中华护理教育，15（1）：73-75.

[12] 刘丽娟，郝丽，何红，等，2017. 住院患者跌倒及坠床现状分析. 护理管理杂志，17（2）:138-139，152.

[13] 陆群峰，邵珍珍，陈文健，2018. 儿科护理风险预警敏感指标体系的构建. 上海护理，18（9）:74-77.

[14] 聂立敏，高梦颖，王国英，等，2017. 护理专案对提高颈内深静脉导管固定规范率的效果. 护理实践与研究，
14（9）:115-117.

[15] 任之珺，夏欣华，程安琪，等，2017. 力学因素致压力性损伤的预防新进展. 护理研究，31（10）:1167-1170.

[16] 宋娟，蒋琪霞，王雪妹，2016. 不同护理措施预防重症患者失禁相关性皮炎的对比研究. 中华护理杂志，51
（1）：62-65.

[17] 王晓伟，何冰娟，2017. 护理不良事件管理与案例分析. 北京：中国医药科技出版社.

[18] 王泠，郑小伟，马蕊，等，2018. 国内外失禁相关性皮炎护理实践专家共识解读. 中国护理管理，18（1）：3-6.

[19] 吴锋耀，董文逸，韦彩云，等，2018. 艾滋病高发地区传染病医院医护人员职业卫生防护体系建设. 中国护
理管理，18（2）：150-153.

[20] 肖光辉，王玉柱，2018. 血液净化通路一体化管理手册. 北京：航空航天大学出版社.

[21] 谢仙萍，张晓红，2016. 护理不良事件管理案例分析精选.沈阳：辽宁大学出版社.

[22] 杨小辉，赵媛媛，钮美娥，2017.ICU 医疗器械相关压力性损伤的研究现状. 护理学报，24（13）:49-53.

[23] 易隽，闵丽华，马静，等，2017. 护士艾滋病职业暴露防护知识现状调查. 预防医学情报杂志，33（4）:394-398.

[24] 余云霞，朱荣华，龙行安，2018. 我国护理人员化疗职业防护研究进展. 护理与康复，17（8）:36-38.

[25] 左伟，2017. 医院评审评价下跌倒预防保健手册. 杭州：浙江大学出版社.

[26] 周莲清，刘华云，谌永毅，等，2017. 肿瘤患者住院期间跌倒预防方案的制订及应用. 中华护理杂志，52
（4）:461-463.

[27] 周眉，2018. 艾滋病护理职业暴露的安全防护对策分析. 当代医学，24（4）:155-156.

[28] 张晓宁，崔瑛，2019. 责任护士核心能力与住院患者压力性损伤风险评估水平相关性分析. 齐鲁护理杂志，
25（5）:105-107.

[29] Coyer F，Miles S，Gosley S，et al，2017. 重症监护与非重症监护患者的压力性损伤患病率:全州范围的比较.
中国护理管理，9（17）:1296-1298.